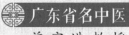

广东省名中医
曾宪进教授

U0146793

曾宪进

谈治未病

曾宪进\编著

广东科技出版社
全国优秀出版社
南方传媒

· 广 州 ·

图书在版编目（CIP）数据

广东省名中医曾宪进谈治未病 ／ 曾宪进编著.—广州：广东
科技出版社，2022.7
　　ISBN 978-7-5359-7739-7

　　Ⅰ．①广…　　Ⅱ．①曾…　　Ⅲ．①中医学—预防医学　　Ⅳ.①
R211

　　中国版本图书馆CIP数据核字（2021）第190581号

广东省名中医曾宪进谈治未病
Guangdongsheng Mingzhongyi Zengxianjin Tan Zhiweibing

出 版 人：严奉强
责任编辑：方　敏
封面设计：友间文化
责任校对：李云柯　廖婷婷
责任印刷：彭海波
内文排版：清远市长江印刷广告发展有限公司
出版发行：广东科技出版社
　　　　　（广州市环市东路水荫路11号　邮政编码：510075）
销售热线：020-37607413
http://www.gdstp.com.cn
E-mail:gdkjbw@nfcb.com.cn
经　　销：广东新华发行集团股份有限公司
印　　刷：佛山家联印刷有限公司
　　　　　（佛山市南海区科能路10号四栋三楼）
规　　格：787 mm×1 092 mm　　1/16　印张14.5　字数300千
版　　次：2022年7月第1版
　　　　　2022年7月第1次印刷
定　　价：98.00元

如发现因印装质量问题影响阅读，请与广东科技出版社印制室联系调换（电话：020-37607272）。

目录 Contents

第十三章　疳证先兆

第十四章　麻疹先兆

第十五章　衰老的探讨

第一章 中医治未病

第一节 治未病的历史典故

一、《周易》与治未病

《周易》即《易经》，是传统重要经典之一，是中国传统思想文化中自然哲学与人文实践的理论根源，是古代汉民族思想、智慧的结晶，被誉为"大道之源"，内容极其丰富，对中国几千年来的政治、经济、文化等各个领域都产生了极其深刻的影响。而中医"治未病"的理论可以说更是《周易》中许多有价值的思想之一。

《周易》的阴阳学说中，阴、阳与两者之间的平衡是基础，所以要把握好阴阳在人体内部的平衡和人体内部与外部的平衡，在没有疾病的情况下要养护正气，维持阴阳的平衡，尽量不让这种相对平衡的状态被打破而发生病变。疾病发生后要及时纠正阴阳之中偏盛的一方或者偏弱的一方，不让两者的差距扩大，也就是不让疾病严重化。所以说，《周易》的阴阳学说是"治未病"理论的基础。《周易·系辞传上》说"生生之谓易"，《周易》的"易"字便是变易、变化的意思。《周易》认为，世界万物时刻都在发生变化，不能穷尽，永无终止。阴阳的冲突就是变化的原因，阴阳两种势力的消长，正是事物发展变化的表现。《周易·系辞传下》说："日往则月来，月往则日来，日月相推而明生焉；寒往则暑来，暑往则寒来，寒暑相推而岁成焉……"万事万物时刻都处于变化之中，《周易·系辞传上》说："在天成象，在地成形，变化见矣。是故刚柔相摩，八卦相荡。鼓之以雷霆，润之以风雨；日月运行，一寒一暑。"变化的过程是由渐变到突变的过程，也就是《周易·坤卦》所说的"履霜，坚冰至"。《坤卦·文言》对此解释说："积善之家，必有余庆；积不善之家，必有余殃。臣弑其君，子弑其父，非一朝一夕之故，其所由来者渐矣！"事物的变化是从渐变到突变的过程，疾病也是一样。《周易》的变化观认为，阴阳的消长变化达到一定限度时，阴阳之间还会相互转化。《周易·泰卦》说："无往不复。"这里的"往""复"正是阴阳相互转化之意。《周易·系辞传下》又说："易，穷则变，变则通，通则久。""穷"就表示一定的条件。阴阳转化后，事物的发展将达到"通"的状态，就是指可以经过人为的控制，使之向着有利于人的方向发展。中医学很重视阴阳的转化，如《灵枢·论疾诊尺》说："四时之变，寒暑之胜，重阴必阳，重阳必阴；故阴主寒，阳主热。故寒甚则热，热甚则寒。故曰寒生热，热生寒，此阴阳之变也。"这里的"重阴必阳，重阳必阴"表示事物发展到一定程度后会向相反的方向转化。万物这样，疾病亦如此，寒证若未及时得到治疗则可转化为热证，反之热证亦可转化为寒证。《伤寒论》中也有许多由阳变阴或由阴入阳的证候。《医易义》中说："故物生谓之化，物极谓之变；阴可变为阳，阳可变为阴。"所以，在疾病发生后要及时进行有效治疗，以防疾病性质发生变化，致使其病变后难以控制和治疗。

《周易》认为，阴阳是变化的，万物是变化的，变化是由渐变到突变的过程，变化还是相互转化的过程。中医受这一变化观的影响，认为同一种疾病，若不治的话就会由轻微变严重；不同的疾病之间，其性质也有可能相互转变。所以，要把握好时机，了解病情病理，及时治疗，以防疾病的加重和疾病的转化，也就是治未病思想中的"既病防变"。

《周易》居安思危的忧患意识是"治未病"的主观条件，"惧以始终，其要无咎"。"居安思危"的思想由"人道"生发，即人世之道，是《周易》哲学思想的重要组成部分。《周易》亦是一部"忧患之作"。因为世事艰辛，所以人要"知险"，要居安思危、未雨绸缪。《周易·系辞传下》中说："善不积，不足以成名；恶不积，不足以灭身。小人以小善为无益，而弗为也；以小恶为无伤，而弗去也。故恶积而不可掩，罪大而不可解。"《周易·坤卦》有言："履霜，坚冰至。"这是在提醒人们，事物的变化过程是由渐变到突变的过程、是由量变到质变，所以，我们要时刻保持警惕，防止事物向坏的方面转化，必须"居安思危""见微知著"。因此，《周易·既济卦·象》有"君子以思患而豫防之"之说，《周易·系辞传下》还说"君子安而不忘危，存而不忘亡，治而不忘乱"，等等。

二、《黄帝内经》与治未病

《黄帝内经》是中国最早的典籍之一，也是中国传统医学四大经典之首。它是中华民族传统文化在维护人体健康领域的具体体现，具有深厚的文化内涵。《黄帝内经》最早提出"治未病"，并在书中多个篇章论述了治未病的含义和内容。

（一）最早提出治未病

《素问·四气调神大论》中有"圣人不治已病治未病，不治已乱治未乱……夫病已成而后药之，乱已成而后治之，譬犹渴而穿井，斗而铸锥，不亦晚乎"的论述，最早提出了治未病。文中"圣人"精通养生之道，是用养生方法治病的医生，也就是现代人称的养生专家。全句从三个方面论述了治未病：首先指出"不治已病治未病"突出养生专家的主张，直接提出治未病；紧接着用"不治已乱治未乱"介绍在气机未乱时，随时维护气机平衡，是治未病的基本方法；最后用"渴而穿井，斗而铸锥"为比喻，批评"病已成而后药之，乱已成而后治之"的错误行为，从而反复强调治未病。

（二）重视养生，防患未然

人体健康的维护，重点是通过养生对人体正气进行保养，使精足、气充、神全，气机旺盛、平衡、畅达，从而增强人体的调节能力和抵抗能力。这是预防疾病的关键，是延缓衰老、颐养天年的基础，是维护健康的根本法则。这种重视养生、防患于未然的思想贯穿于《黄帝内经》，是《黄帝内经》治未病的最高境界和重要内容。如："精神内守，病安从来"（《素问·上古天真论》），精神安定不耗散，疾病无从发生。"从之则苛疾不起"（《素问·四气调神大论》），遵守四季养生规律，任何疾病都不会发生。"主明则下安，以此养生则寿，殁世不殆"（《素问·灵兰秘典论》），保养精神，使脏腑功能协调，便能长寿，终生不发生疾病。"道者能却老而全形"（《素问·上古天真论》），遵循养生之道的人，能延缓衰老，身体健康。"谨道如法，长有天命"（《素问·生气通天论》），谨慎、严格遵守养生法则，才能长久健康。读了上述五条经文，我们清楚知道，养生能防病、抗衰老和长寿。养生治未病旨在居安思危，未雨绸缪，防患于未然。

（三）疾病的发生过程

在疾病生成过程中，气机变化微弱，形体尚未损害，疾病尚未形成，是治疗防病的时机，《黄帝内经》以"微""萌芽"等来形容。如《素问·刺热》有"病虽未发，见赤色者刺之，名曰治未病"，"病虽未发"指的就是欲病，此句指出治欲病是治未病的重要内容。另外，《素问·八正神明论》中有"上工救其萌芽"，指出治欲病是高明医生的上乘技术。《素问·阴阳应象大论》中有"见微得过，用之不殆"，所谓"见微"指诊知微弱变化，即欲病，"得过"是指了解、掌握疾病所在和发生，"用之不殆"是指治疗欲病就不会发生疾病。全文的意思是：诊视欲病便能了解疾病的所在和发生，治疗欲病就不会发生疾病。综上所述，治欲病可预防疾病，这是《黄帝内经》治未病的又一个重要内容。

（四）已病早治，预防传变

传变是疾病发展变化的规律，其中，"传"是病位的改变，"变"是病情变化和程度加重。在《黄帝内经》中，有表里传变、经络传变、脏腑传变、气血传变的不同。如《素问·皮部论》中的"百病之始生也，必先于皮毛。邪中之则腠理开，开则入客于络脉，留而不去，传入于经，留而不去，传入于腑，廪于肠胃"就是表里传变的例子。疾病传变是一个由轻到重、由重到危的过程，认识疾病传变过程的各个阶段，可把握疾病的轻重、治疗的效果、预后的吉凶。一般来说，早、中期治疗效果较好，可以彻底治愈，因此，主张早、中期治疗，预防疾病传变，避免对人体造成严重损害甚至死亡。早期治疗，预防传变也是《黄帝内经》治未病的重要内容。《素问·生气通天论》中有"病久则传化，上下不并，良医弗为"的告诫，指出疾病日久传变的必然趋势和造成"良医弗治"的严重后果。《素问·阴阳应象大论》有一段论述："善治者治皮毛，其次治肌肤，其次治筋脉，其次治六腑，其次治五脏。治五脏者，半死半生也。"这句话明确指出，善于早期治疗的医生才是高明的医生，而疾病后期虽尽力治疗，也只能是"半生半死"了。由此看来，《黄帝内经》治未病重视已病早治、预防传变。

《黄帝内经》治未病是以人体健康为对象，以预防为主轴的健康医学体系。它将人体健康状况分为常态、疾病萌芽态、疾病态三种。治未病针对这三种状态分为日常养生、治欲病、治已病三类。日常养生着眼于居安思危、未雨绸缪，遵循养生之道，强身保健、抗衰延寿是治未病的最高境界和重要内容。治欲病立足于察微知著，防微杜渐，遵循生成规律，调气于疾病之先。治已病着力于早期治疗，知常达变，遵循传变规律，阻断传变，避免危害。《黄帝内经》治未病思想为建立中医特色的健康医学奠定了坚实的基础。

三、扁鹊与治未病

扁鹊是春秋战国时期名医，他奠定了中医学的切脉诊断方法，开创中医学脉诊的先河。相传有名的中医典籍《难经》为扁鹊所著。

传说魏文王曾求教于扁鹊："你们家兄弟三人，都精于医术，谁是医术最好的呢？"扁鹊答："大哥最好，二哥差些，我是三人中最差的一个。"魏王不解地说："为什么？"扁鹊解释说："大哥治病，是在病情发作之前，那时候患者自己还不觉得有病，大哥能预测未来，问体知命，就下药铲除了病根，但他的医术难被大家认可，所以没有名气，只是在我们家中被推崇备至。二哥治病，是在疾病初起，症状还不十分明显，患者也没有觉得痛苦之时，此时二哥能药到病除，使乡里人都认为二哥只是治小病很灵。我治病，都是在病情十分严重之时，患者痛苦万分，患者家属心急如焚之时。此时，他们看到我在经脉上穿刺，用针放血，或在患处敷以毒药以毒攻毒，或动大手术直指病灶，使重病患者病情得到缓解或很快治愈，所以我名闻天下。"

蔡桓公听说扁鹊声望很高，便设宴请他。扁鹊见到蔡桓公以后说："君王有病，就在肌肤之间，不治会加重的。"蔡桓公不信，还很不高兴。五天后，扁鹊再去见他，说道："大王的病已到了血脉，不治会加深的。"蔡桓公仍不信，而且更加不悦了。又过了五天，扁鹊又见到蔡桓公时说："病已到肠胃，不治会更重。"蔡桓公十分生气，他并不喜欢别人说他有病。五天又过去了，这次，扁鹊一见到蔡桓公就赶快避开了，蔡桓公十分纳闷，就派人去问，扁鹊说："病在肌肤之间时，可用熨药治愈；病在血脉，可用针刺、砭石的方法达到治疗效果；病在肠胃里时，借助酒的力量也能达到；可病到了骨髓，就无法治疗了。现在大王的病已在骨髓，我无能为力了。"果然，五天后，蔡桓公身患重病，不久就病死了。

扁鹊的故事很好地诠释了"上工治未病"的思想，并向我们展示了古代"上工"们防微杜渐、见微知著的功夫，即：未病养生，防病于先；欲病救萌，防微杜渐；已病早治，防其传变；瘥后调摄，防其复发。从中可见"治未病"思想贯穿在疾病的发生、发展及预后的全过程。

四、华佗与治未病

华佗是东汉末医学家，《后汉书·华佗传》记载华佗"年且百岁，而犹有壮容，时人以为仙"。

广陵人吴普、彭城人樊阿都曾跟随华佗学医。华佗对吴普说："人的身体应该得到运动，只是不应当过度罢了。运动后水谷之气才能消化，血脉环流通畅，病就不会发生，如转动着的门轴不会腐朽就是这样。因此，以前修仙养道的人常做这种锻炼，他们模仿熊攀挂树枝和鸱鹰转颈顾盼，舒腰展体，活动关节，以求延年益寿。我有一种锻炼方法，叫作'五禽戏'，一叫虎戏，二叫鹿戏，三叫熊戏，四叫猿戏，五叫鸟戏，也可以用来防治疾病，同时可使腿脚轻便利索。身体不舒服时，就起来做其中一戏，当汗浸湿衣服后，在上面搽上爽身粉，身体便觉得轻松便捷，腹中想吃东西了。"吴普用这种方法锻炼，活到九十多岁时，听力和视力依然很好，牙齿也完整牢固。

樊阿向华佗讨教可以服用而且对人体有好处的药方，华佗便将"漆叶青黏散"传给他。按照漆叶的碎屑一升、青黏碎屑十四两的比例加工成粉。长期服用此药能打掉三种寄生虫，对五脏有利，使身体轻便，人的头发也不会变白。樊阿遵照他的话去做，活到了一百多岁。

五、张仲景与治未病

张仲景是东汉末年著名医学家，被后人尊称为"医圣"。张仲景广泛收集医方，写出了传世巨著《伤寒论》。

"治未病"学说，是中医学独特的预防医学理论。张仲景在《黄帝内经》的基础上继承并发展了这一理论学说，将"治未病"的学术思想贯穿于《伤寒论》全书的始终。其中，《金匮要略》把"上工治未病"列为之首、开编之纲。《伤寒论》中虽无"治未病"之明文，然六经辨证理论体系，理、法、方、药运用规律处处体现了预防医学之精神。因此，"治未病"是张仲景指导临床辨证论治的重要原则之一，"治未病"的思想在张仲景的学术中已形成较为完整的体系，其中包括未病先防、既病早治、已病防传、未变防变、已变防逆、初瘥防复等。张仲景的"治未病"有四层含义：

1."未病先防"是"治未病"的预防原则

治未病的核心内容是重视预防，提倡养生。《金匮要略》指出："夫人禀五常，因风气而生长，风气虽能生万物，亦能害万物……若五脏元真通畅，人即安和。客气邪风，中人多死。"这提示我们注意养生是预防疾病的首要条件。如何养生？张仲景所论颇多，笔者归纳为以下四个方面。

（1）调神养心。张仲景倡导"恬淡虚无""精神内守"，责怪"唯名利是务"，认为必须重视调养心神，这是"保身长全，以养其生"的关键。

（2）四时养生。张仲景重视四时养生，王叔和《伤寒论·伤寒例》概括为："君子春夏养阳，秋冬养阴，顺天地之刚柔也。"张仲景主张"养慎，不令邪风干忤经络"，即当顺应四时，外避邪风，养护健身，这样方能防患于未然。

（3）择选饮食。张仲景曰："不闲调摄，疾疢竞起。"这里指出了饮食养生的重要意义。又明言道："凡饮食滋味，以养于生，食之有妨，反能为害……所食之味，有与病相宜，有与身为害，若得宜则益体，害则成疾。"这强调了饮食合理是健身防病的关键。故在《金匮要略》开篇即云："服食节其冷、热、苦、酸、辛、甘，不遗形体有衰，病则无由入其腠理。"可见饮食性味，合于形体，相宜与忌，四时皆应，是养生防病的重要内容。

（4）房事养慎。《金匮要略·脏腑经络先后病脉证第一》篇中提出"房室勿令竭乏"，一语道出房事养生的关键在节制房事，以防损伤元气而致诸病丛生，故房事养慎自古就十分重视。

2."既病早治"是"治欲病"的防患原则

"治未病"的第二层含义，旨在突出早期治疗，防微杜渐，将疾病消灭在初期阶段。如《金匮要略》言："适中经络，未流传脏腑，即医治之。四肢才觉重滞，即导引吐纳，针灸膏摩，勿令九窍闭塞。"所以，"上工"善于早期治疗，这提示我们切不可贻误病情，导致传变。

3.已病防变是"治已病"的预防原则

六经病证有传有变，内伤杂病亦有传变，故须及时辨证已病，同时采取预防性治疗措施，防止病邪传变，做到辨证论治与辨证先防相结合，此为医家必备之法术。

已病防传。"传"，指病情顺着一定的趋向发展。一般而言，凡病邪侵袭，邪气内传，则疾病由表传里，由阳入阴，故防邪内传，属当务之急，如《伤寒论》第八条曰："太阳病……若欲作再经者，针足阳明，使经不传则愈。"此为六经病证防止传经之法。又如《金匮要略》曰："夫治未病者，见肝之病，知肝传脾，当先实脾……此治肝补脾之要妙也。"又曰："中工不晓相传，见肝之病，不解实脾，惟治肝也。"张仲景举例说明治疗杂病时防止脏腑相传的方法。此皆为治未病学术思想的体现。

未变防变的"变"是指病情在某种特殊条件下发生了性质的改变。"传"与"变"多互称为病情的进展。若病情急剧变化发展，则当防止病情转为危重，应积极采取防治措施，力挽败途。如阳明病中的清热救阴法与峻下攻实法，皆为防止病情速变危重而设。

若疾病已进入危重之势，为防止病情变逆，危及生命，则当迅速采取急救的防治措施。如少阴病"急下之"以存阴之法，"急温之"以回阳之法，均是急救之法。此外，张仲景在救治之中论述了众多死证，以示病情的危急，务当救急，以挽阴阳离决之势，此为预防疾病危逆而设。

4.初瘥防复是"治愈病"的康复原则

疾病新瘥，气血未壮，元气未复，阳阴未和，宜采取一些防治措施以促进康复，其方法有二。

一是促"阴阳自和"。《伤寒论》曰："……若亡血，亡津液，阴阳自和者，必自愈。"阴阳自和的途径，一者不用药，唯静养，自然疗能，阴阳自和。二者，少予扶正之品，促阴阳自和，早日康复。

二是防病复发。《伤寒论·辨阴阳易差后劳复病脉证并治第十四》专论瘥后劳复诸病的辨证论治方法，意在提示医患注意预防疾病的复发。预防的重点在于防止劳复、食复、房劳复、阴阳易、感邪复、伤神复等多种因素。此外，还强调"保胃气，存津液"，以防伤元气为先。

六、孙思邈与治未病

孙思邈是唐代医药学家，被后人称为"药王"，创作了不朽著作《千金要方》。

孙思邈"治未病"思想可以概括为三点：①要以养性为本，性命双修；②须重视饮食调养、饮食疗法的应用；③要常欲小劳，配合适当的导引、按摩、吐纳气息，祛疾强身，从而使人们达到形神统一、形与神俱的健康境界。

1.治未病要以养性为本，性命双修

在养生、养性"治未病"方面，孙思邈认为，养生要以养性为本，性命双修，即通过修性，养成良好的生活习性，不仅可以治未病，还可以"疗万疾大患"，更能达到祛病延年的目的。人类生活在自然界之中，自然界存在着人类赖以生存的必要条件，同时，自然界的变化又可以直接或间接地影响机体，机体则相应地产生某些反应，机体与自然界的变化相互适应，并形成一定的周期规律。孙思邈曰："春冻未泮，衣欲下厚上薄，养阳收阴……冬时天地气闭，血气伏藏，人不可作劳汗出，发泄阳气，有损于人也。"又云："冬日温足冻脑，春秋脑足俱冻，此圣人之常法也。春欲晏卧早起，夏及秋欲侵夜乃卧早起，冬欲早卧晏起，皆益人。虽云早起，莫在鸡鸣前；虽言晏起，莫在日出后。凡冬月，忽有大热之时；夏月，忽有大凉之时，皆勿受之。人有患天行时气者，皆由犯此也，即须调气息，使寒热平和，即免患也。"除此之外，保持心情舒畅，适当控制情绪，乐观地对待人生，是不可缺少的修养，也是健康防病、益寿延年的重要因素。

2.治未病要重视饮食调养、饮食疗法的应用

在饮食调养、饮食疗法"治未病"的应用方面，孙思邈认为"夫为医者，当须先洞晓病源，知其所犯，以食治之，食疗不愈，然后命药"。他指出："食能排邪而安脏腑，悦神爽志以资气血。""治未病"食养食疗具有安全无毒、副作用小、简便易行、行之有效、易被人们认识和接受的特点。

孙思邈详细介绍了"治未病"各种食物的治疗作用，如用动物肝脏治疗夜盲症、用豆类治疗脚气病等。尤其是老人虚损，孙思邈用食治最多，常用甘润和血肉填精之品，符合"甘旨养老"之旨。如耆婆汤（酥、生姜、薤白、酒、白蜜、油、椒、胡麻仁、橙叶、豉、糖）、乌麻方、蜜饵（白蜜、腊月猪肪脂、胡麻油、干地黄末）、牛乳补虚破气方（牛乳、荜茇）、猪肚补虚羸乏气力方（肥大猪肚、人参、椒、干姜、葱白、粳米）、补虚劳方（羊肝、羊肚、羊肾、羊心、羊肺、胡椒、荜茇、豉心、葱白、犁牛酥）等。

孙思邈反对暴饮暴食，提倡少食多餐，他说："善养性者，先饥而食，先渴而饮，食欲数而少，不欲顿而多，多则难消也。常欲令饱中饥，饥中饱耳。"他告诫人们"夜勿过醉饱，食勿精思，为劳苦事"，否则致疾生灾，其害匪浅。

"治未病"进食时要有良好的精神状态，如果进食时为七情所伤，或强力劳苦，不仅损伤脾胃，而且对全身气血也有影响。

孙思邈在《千金要方·食治》中提出食能治病，亦能致病。因此，他十分重视"治未病"饮食调养的禁忌，即所谓的"食禁"或"食忌"。首先，注意食不欲杂。"杂则或有所犯，有所犯者，或有所伤，或当时虽无灾苦，积久为人作患"，并谓"每食不用重肉，喜生百病""勿食生菜、生米、小豆、陈臭之物，勿饮浊酒、食面"。其次，慎五味，不要偏嗜，偏嗜则各有所伤。饮食气味相宜，则生精养形，气味相恶不调，则伤精损形，故养生欲求食之所宜，尤必知"食禁"。服饵方药，以期益寿济命。

3.治未病应劳逸结合

孙思邈指出："养性之道，常欲小劳，但莫大疲，及强所不能堪耳。"适当运动有助于气血流通，增强体质，促进健康，有良好的精神状态；适当休息，能消除疲劳，恢复体力。因此，正常范围内的"劳"和"逸"是维持机体正常、生命活动所必需，劳逸失度是导致各种疾病的重要因素。

孙思邈认为，华佗五禽戏、天竺国按摩法、老子按摩法等不仅可施于平日，亦可用于患病时，如"小有不好，即按摩挼捺，令百节通利，泄其邪气"，又记载单纯按摩之法："清旦初，以左右手摩交耳，从头上挽两耳，又引发，则面气通流，如此者令人头不白、耳不聋；又摩掌令热，以摩面，从上向下二七过，去皯气，令人面有光；又令人胜风寒，时气寒热头痛，百疾皆除。"

孙思邈还主张"每食讫，以手摩面及腹，令津液通流。食毕，当行步踌躇"，若"饱食即卧，乃生百病"。这些论述，都体现了他主张"治未病"要常欲小劳的观点。常欲小劳不仅能促进气血的运行生化，也有助于疏治病邪。形体宜动，但须中和，即不要过度劳累，要注意劳逸结合，因为过劳会消耗机体气血，精血亏虚，容易导致外邪侵袭。

"内视""调气"是一种专意存思、吐纳气息以祛疾强身的方法。孙思邈主张人们在健康之时，"每日必须调气补泻，按摩导引为佳"，并认为"治未病"养性当常习《黄帝内经》内视法："存想思念，令见五脏如悬磬，五色了了分明，勿辍也；仍于每旦初起，面向午，展两手于膝上，心眼观气，上入顶，下达涌泉，旦旦如此，名曰迎气；常以鼻引气，口吐气，小微吐之，不得开口，复欲得出气少，入气多。每欲食，送气入腹，每欲食气为主人也。"这是"内视"和"调气"相结合的方法。还有"调气"法辅以叩齿、咽津和以呼、吹、嘘、呵、唏、呬"息之六字"调气治病的方法，可以通过呼吸吐故纳新，促进新陈代谢。故曰："气息得理，即百病不生；若消息失宜，即诸病竞起。善摄养者，须知调气方焉。"

七、治未病的研究现状

（一）治未病中心的成立

2008年1月11日，时任国务院副总理吴仪在全国中医药工作会议上强调了中医"治未病"工作的重要性，提出了加强这方面思考与工作的建议。2008年3月底，全国首个"治未病中心"在广东省中医院挂牌成立，北京、浙江、湖北、广西等地也相继开展了一些探索工作。目前，我国"治未病"医学工程已有一定的技术储备和原创性成果，如此大大加快了由疾病医学向健康医学转变的进程，并将疾病的防治重心前移。

（二）治未病的科学性

治未病是中医特色的医疗模式，彰显了中华传统文化的最高智慧，它集治病、养生、抗衰老、改善身心等于一体，能治愈一些被目前医疗体系认为不能治疗的病，使体质虚者转强。"治未病"之所以能达到如此的疗效，是因为其科学性强。

近百年来，西方科学发展对疾病真相的研究也有了许多成就，对慢性疾病的控制却未曾突破，其发展也遇到了瓶颈。对西方科学来讲，中医值得借鉴的地方主要有两点：一是中医有形而上学的探究。中医并不满足于血象、X线、扫描、病理化验检查等结果，它通过探讨阴阳五行、经络等状态指标，对气机混乱、气场的不足加以调整。二是气的异常通常在病发作之前就表现出来了，通过中医"望、闻、问、切"等手段识别出来，这就是"知未病"，从而可在"病前"就做出干预调整，能"知未病"才能"治未病"。治未病要使治病模式转为防病模式，使治病（局部）转为治人（整体），使被动转为主动，这样才能扭转实证医学面对疾病时的被动局面。

（三）治未病的优势

第一，通过掌握"气"的变化规律来探究和治疗疾病。治未病所用的方法都是以调气为目的的。中医药物不讲究化学成分的组成，而是讲究气的升降出入、药的归经。针灸、推拿、气功、砭石等治疗也是通过改善经络状态，促进气的通畅、和谐，增加和补充正气。这些方法最终使得人本来的状态得以恢复，从而摆脱对药物的依赖。

第二，治未病把生命视为一个过程。从无病到有病，从一种浅层次的病到出现深层次的病，从一种病治疗不彻底或治疗不得法到逐渐变成数种不同的病同时出现，这些现象在整个生命过程中经常出现。其根本原因是正气越来越少、越来越不协调。为了预防病的转化，在治疗时首先要顾护正气。比如糖尿病，如果单用西药治疗，一段时间以后就会出现高血压病、心脏病或肾病，进而会影响到眼、四肢血管的功能，造成神经足趾麻木、溃烂。在症状出现后才做治疗，这是因为没有掌握疾病演化的深层规律，从而头痛医头，脚痛医脚，疲于奔命。如果能运用中医"治未病"观念，在治疗时顾护正气，不损伤正气，就会减少或推迟并发症的发生。

（四）治未病的理论依据

"治未病"理论认为，"正气凝聚""正气提升"

"气的协调""保持气的运动节律性"就会促使人体向好的方面转化，并能保持年轻、精神旺盛、延缓衰老；反之，气的过分耗散、减少、不协调就会促使人体发生疾病，加速衰老。这就是"治未病"的理论依据。例如颈椎病引起颈痛，如果治疗不当，最常见的变化是出现神经根压迫，变成神经根型颈椎病，如果痰湿重者就会演化成椎动脉和交感神经型颈椎病，进而出现高血压病、眼病、鼻病、耳病，再严重就会演化成脑卒中，肾虚者就易演化成脊髓型颈椎病。从"治未病"观念上来说，它们是一脉相承的，是一个病的不同阶段，应该提前预防。

（五）治未病的四个范畴

1.建立治未病的监察体系

此即"治未病监察网络"的建立，为进入"治未病"网络者定期做体质检查。未病状态是没有症状的非健康状态，中医认为生命状态可用"精、气、神"来描述，"精、气、神"不足和衰退过程出现的变化就是"未病状态"。"精、气、神"可以说是生命的"质量指标"，可以通过中医的"望、闻、问、切"等手段诊断出来，并不需要西医的理化指标。有经验的老中医，往往一看气色就能大致知道患者精、气、神的状态，这种诊断属于直觉判断，在学习和掌握上虽较逻辑思维困难，但通过不断训练是可以学得到的。

2.建立治未病的健康管理体系

身体没有症状或只有轻微的不适和不畅，用简单的方药、针灸、推拿、理疗就能解决，或者在医生的指导下做饮食改变、食疗、医疗体操、气功、意识的引导等就能恢复，避免了严重疾病的产生和发展，使生命处于自然、自在的优化状态中。

3.从"治病"层面上处理好整体与局部的关系

"治未病"模式强调在对一种疾病治疗时，疏通各局部之间的信息能量通道，达到整体不同场之间的和谐，其目的是提高了患者的自我康复力，提升正气，赶走"病气"，不仅治了病，还改善了体质。更重要的是，避免了一种病向另一种病转化的趋势，甚至能把隐藏在体内的病祛除。

4.从精神意识上治未病

生命是一个过程，是从一种状态到另一种状态的不断变化过程。生命是由不同层级组成的，身、心、灵三个层面的相互和谐才能保障健康长寿。树立全面的身、心、灵和谐生命观，能保持快乐和长寿。灌输正确的健康观能使生命重新振奋，焕发勃勃生机，也是治未病另一个重要组成部分。

（六）治未病的效果

大多数人通过一定时期的治未病治疗，会自觉精神上轻快，有如释重负的感觉，各种生命现象得以改善，如大小便通畅、正常出汗、睡眠质量提高、吃饭香，胃口过大和胃口不佳者都能得到有效改善。许多其他治疗方法没法治好的病可以在短期内取得明显效果或彻底治愈：曾使各种骨关节退化、表面肿瘤患者避免手术治疗，使三叉神经痛而不能笑的患者展现笑容，使脊髓型颈椎病、进行性肌萎缩侧索硬化、多发性硬化、类风湿关节炎、红斑狼疮、儿童弱视、糖尿病、严重湿疹等患者康复或明显减轻症状。能改善眼底黄斑变性、中风后遗症、面部神经痉挛、胃酸倒流、哮喘、妇科肿瘤、月经病、不育等复杂性难治性疾病。对儿童精神发育障碍、自闭症、过分活跃症有明显效果。还使依赖精神科药物患者停止服药、改善其睡眠和药物遗留的神经不协调症，许多抑郁症和思觉失调患者有望得到彻底治愈。

第二节 治未病的方法

一、精神调养

精神调养是通过调节人的精神、情绪及心理活动使身心健康的养生方法。中医认为，精神与形体的协调一致是人体健康长寿的根本保证。精神的异常变化将影响人体健康。因此，中医主张调身先调心、护形先守神。

形与神俱才可颐养天年，这是精神调养的基本理论。养生的目的不仅是使人们的身体无病，而且要使人的精神健康，并保持形神的和谐统一。

神的概念有广义和狭义之分。广义的神是指人体生命活动的整体表现，狭义的神则指魂魄、意志、思虑等。所谓调神，也就是调心。中医认为，心者，五脏六腑之大主、精神之所舍也，这说明心神在人的生命活动中占主宰地位。正是由于心神的统帅作用，脏腑、经络、气血、津液才能维持正常的功能，并能与自然界的变化相适应。"神不疲则气不乱，气不乱则身泰寿延矣。"所以，历代医家都强调养生首当养心调神，"得神者昌，失神者亡"，"神疲心易役，气弱病相萦"。此外，喜、怒、忧、思、悲、恐、惊（七情）是人对外界事物的反映，属于五脏在精神活动方面的正常表现。一般情况下，七情并不会致病，有利于平秘阴阳，调和气血，疏通经络，协调脏腑功能，促进身心健康。但是，如果情感刺激超过了人的调节能力，就会引起阴阳气血失和、脏腑经络功能紊乱，从而产生疾病，甚或促人早夭，所以精神调养旨在不使七情过激。

（一）精神调养的方法

1.内守精神

这是使人的思想保持在一种少思、少欲、淡泊宁静状态的养生方法。调神贵在一个"静"字。恬淡虚无，在传统的精神调养方法中占主导地位，并且深受道教和佛教思想的影响。但中医的调神与道家、佛家消极的去世离俗、无欲无求、修仙行佛的方法有着本质区别。人有各种欲望是自然的，但不可过度，所谓"恬淡"是针对心神易"躁乱"而言的。凡人不能无思，但要适度用神、善用神，摒除各种妄念，不奢求浮荣，不为利欲所诱惑，而"以公义胜私欲"，使心神专注于事业和工作等方面，如此自能"独立守神，肌肉若一"。或者在工作学习之余，闭目定志，在一段时间里处于心静神清的状态，这也有益于身心健康。

2.修德养性

这是通过加强品德修养以达到保健防病的养生方法。人的情操是否高尚及性格是否豁达，直接影响情绪的变化。高寿者大多性格开朗、情绪乐观，具有良好的品德修养。所以历代养生家都强调道德习性的涵养，如"修身以道，修道以仁""己所不欲，勿施于人""苟利国家，不求富贵""诚勤身心，常修善事"等。修德养性最主要的方法就是通过追求自己的生活目标寻找精神寄托，这是增强理智、控制不良情绪最根本的措施。如果胸无大志、唯利是图，遇到不如意之事便急躁、焦虑、忧郁，甚或暴怒不止，则易导致气血紊乱，疾病丛生，使人早夭。其次应当培养多种爱好，如琴、棋、书、画、钓鱼、旅游、听音乐、养花等，以怡情养心。

3.调和七情

这是通过控制过激的七情活动保持身心健康的养生方法。人的一生中，常会遇到失意、悲观、愤怒、激动之事，要学会自我调节。首先，要放下各种精神包袱，勿患得患失，古代养生家强调薄名利、禁声色、廉货财、损滋味、摒虚妄、除嫉妒。其次，要善于排除恼怒、悲哀、惊恐等不良情绪。对于愤怒之情，当避免。遇到不尽如人意之事，要克制自己，或转移自己的注意力，还可采用"以情胜情"之法加以排除，做到心安而不惧，神清而气爽。

4.顺时调神

这是根据自然界的变化规律进行精神调摄的养生方法。顺时调神是"天人相应"这一整体思想在精神调摄中的具体运用。它包括依据春夏秋冬四季气候的变化和昼夜晨昏的更迭进行调摄两项内容。

首先，依据季节变化顺时调神。基本原则是"春夏养阳，秋冬养阴"。春天万物萌发、生机勃勃，人的情志也应愉快乐观，以促进阳气的升发。但肝旺于春，情志也不宜过分激动，免致肝之疏泄太过，而生诸疾。夏季万物茂盛、开花结果，人的性情也应充实欢愉，但夏季暑气酷烈，人体阳气发外、伏阴在内，易脱精神，宜常留空歇清静之处，以澄和心神。秋季天高气爽、万物萧条、阳气内收、阴寒渐生，人也应当收敛神气，勿外其志。此季因自然界萧条凄凉，人也易产生悲凉抑郁的心情，如果失于调摄，往往引动宿疾。所以，秋季勿思虑愤怒激动太过，以使心志平和。冬三月，天地闭藏，阳气内伏，此时正是休养生息的最佳时令，更须调和心志，宜温暖衣衾、调配饮食、适其寒温，但也不宜过温过热，以免引火入心，使人烦躁，此季尤不宜暴喜暴怒，以免神气涣散、阳气受损。其次，按照一日昼夜晨昏的变化顺时调神。早晨及上午，人体阳气旺盛，其精神也应与之相应，精神焕发，振奋向上，以饱满的精神投入到生活学习中去；夜晚机体阳气收敛，人也宜静息休养，精神内守，减少或停止一些使人易于发生情绪波动的活动，以使人的精神与一日阴阳的变化相适应。

5.培养开朗的性格

健康长寿与开朗的性格是密切相关的。有人调查80岁以上老人的长寿秘诀，发现其中96%都是性格开朗，极富人生乐趣的。但开朗性格的培养是一个长期的过程。科学家认为，儿童时期是性格培养的关键时期。俗话说，"秧好一半禾"，而处于生长发育阶段的儿童正好比处在从播种到出秧的时期，儿童的性格培养对人的一生起着关键作用。

6.不过分奢求生活

生活中要"知足常乐"，不过分追求金钱、名利和享受等。无论社会地位高低都不必倾慕或自卑，无论吃什么都感到满足，无论穿什么都不挑剔，不管社会风气如何都能够泰然处之。

7.丰富日常生活

丰富的生活能及时转移自己的不快，使心情愉悦，尤其是老年人，退休后的失落感、孤独感使人心情抑郁，易造成各种疾病，所以更应丰富日常生活。老年人可以下下棋，种种花，多找朋友聊聊天。

8.培养幽默感

幽默的直接效果是产生快乐。而快乐是人的健康灵药，它能促进肌肉和五脏六腑舒适，能调节人的情绪，能促进血液循环、筋骨舒展、呼吸通畅、气血平和。医学上做过试验，用轻松幽默的语言逗一个患有高血压的人开心，其血压可降低20mmHg（1mmHg≈133Pa）。

9.协调好周围的人际关系

和谐的人际关系使人心情愉快，反之则使人不安、不适、不满、心情抑郁烦躁，所以要积极协调好周围的人际关系。首先，严格要求自己，要看到自己的优点和长处，也要正视自己的不足，对自己的评价越客观，人际关系就越容易协调。其次，多体谅别人，设身处地地替他人着想，从而避免因互不了解而产生不协调。

（二）不同人的精神调养

1. 老年人的精神调养

老年人随着年事增高，体力和智力将逐渐减退，这本是正常的生理现象，但往往会有不适应感，容易产生悲观、消极、失望等心理。老年人离退休后，也会产生一种无所适从、孤单寂寞的感觉。这种异常的情绪变化是促使老年人发病或早亡的重要原因。因此，老年人尤当注意精神调摄。首先，应当认识到老年生理功能的衰退是正常的生理现象，以乐观豁达的态度来对待，并从饮食、起居、导引等多方面进行积极的调养，推迟衰老的到来。其次，老年人的生活不宜过分单调，更不要整日守家孤坐，无所事事，应多参加一些力所能及的家庭活动和社会活动，多培养一些个人爱好，如养鸟、种花、书法、绘画以及各种体育锻炼等，而且仍应合理用脑。这样既可摆脱孤独和寂寞，又能养心益智、增强体质，有利于抵抗衰老。另外，老年人的精神调养还有赖于社会和家庭，各方应当为老年人创造一个舒适和谐的生活环境。

2. 小儿的精神调养

小儿为稚阴稚阳之体，脏腑娇嫩，神气怯弱，极易因外界强烈的刺激，如乍见异物、乍闻异声、暴受惊恐等而致病，特别是婴幼儿更应避免各种恶性刺激。由于小儿不明事理，其精神调养需靠父母、老师的言传身教来进行引导。应从婴幼儿起就开始培养孩子形成良好的性格。对于小儿不可过分溺爱，放纵其性，否则易养成狭隘、自私、任性、缺乏理智的性格；但也不可过分严厉，动辄打骂，否则也易于形成孤僻、胆怯的性格。这些都会影响小儿身心的健康成长。合理的方式应当是与小儿的生理、心理特点相适应，采用小儿易于接受的方式。如学龄前儿童与外界接触日益增多，智力发展较快，求知欲很强，家庭和周围环境对其影响极大，应加强思想教育，培养孩子形成良好的习惯。再如学龄期儿童，体力和智力发育旺盛，身心逐渐发展成熟，此时儿童性格多变，家庭教育和社会环境对其的影响很大，家长和教师应密切配合，培养孩子养成良好的学习习惯和辨别是非的能力，树立远大的理想，从而保持一种良好的心理状态，使孩子的身心沿着健康的轨道发展。

3.男性的精神调养

中年男人承受的压力往往更大，他们也是需要排解的。但是男儿自古有"有泪不轻弹"的传统观念，这使得这些家庭的顶梁柱有了眼泪也只能吞到肚子里，时间一久，男性抑郁症也会出现。调理方式如下。

（1）以静制怒。男性更年期抑郁症最典型的特征是大多数患者都易被激怒、脾气暴躁。由于雄性激素的作用，男性本来就容易发怒，因此男性抑郁症的自我调节首先要通过学会控制怒意来控制情绪。

（2）凡事看开。男性抑郁症的表现，还体现在以往豁达大度的患者会变得斤斤计较起来。因此中年男性意识到自己进入更年期后，要注意把什么事都看开，遇事换个角度来思考。努力向乐观、开朗方面调节，处世待人的时候心胸要开阔，做到拿得起、放得下。

（3）走出家门。不管是男性患者还是女性患者，在更年期抑郁症的表现中，蜗居在家、减少社交活动都是很典型的情况。因此中年男人千万别把自己闷在屋里想心事，要强迫自己寻找排解的方式，当伤心、焦虑、生气的时候，最好能转移注意力，尽量多参加户外活动。

其实男性抑郁症的表现虽然因个人性格、经历和处事方式不同而有些许差别，但抑郁、压抑等不良情绪的存在是具有普遍性的，因此有抑郁情绪的患者不妨向亲友好好倾诉或大哭一场，将压抑情绪发泄出来，也可以通过向心理医生咨询来获得帮助。

4.女性的精神调养

女性有经、带、胎、产的特殊生理现象，其精神调养也应与其相适应。月经期因冲任气血的变化，常表现出情绪的异常，如激动、易怒、烦躁，这种异常的情绪反过来又影响气血的运行，从而诱发或加重多种月经病。因此，女性在月经期应保持心情愉快，避免七情过激。孕期妇女血聚胎元，以养胞胎，常会出现妊娠反应，如恶心、呕吐等，这是正常的变化，但孕妇的情绪常因之而变得不够稳定。此时若调摄失宜，易引发妊娠恶阻、子痫等病。因此，孕妇当调心神、和性情、节嗜欲，庶事清净，保持神清气全，以有利于母体和胎儿的健康。临产时的精神状态也很重要，产妇要情绪稳定。若心有疑虑，则气结血滞而不顺，多致难产。产褥期的妇女多虚多瘀，极易为七情所伤，尤当注意调摄得法。许多妇女因此期调养失宜而发生产后病，甚或影响终身健康。哺乳期的妇女要喂养婴儿，其异常情绪既有损自身的健康，也影响婴儿的发育。五十岁前后，女性进入绝经期，冲任虚衰，月经由异常而渐渐停止，此期女性受此影响，精神烦躁、诸症纷纭，旁人须多加体谅，自身亦须注意控制，尽量使心情平和，善于排解无端而成的郁怒情绪，养性修身，如此可以保平安。

二、饮食调养

饮食调养是预防疾病、促进病体康复的重要措施之一。

（一）食物疗法

1.食物疗法与药物疗法的关系

食物疗法和药物疗法有很大的不同。食物治病最显著的特点之一，就是"有病治病，无病强身"，对人体基本上无毒副作用。也就是说，利用食物（谷肉果菜）性味方面的偏颇特性，有针对性地对某些病证进行治疗或辅助治疗，能够调整阴阳，使之趋于平衡。食物含有人体必需的各种营养物质，主要作用在于弥补阴阳气血的不断消耗。因此，即便是辨证不准确，食物也不会给人体带来太大的危害。正如名医张锡纯在《医学衷中参西录》中所说食疗"病人服之，不但疗病，并可充饥，不但充饥，更可适口。用之对证，病自渐愈，即不对证，亦无他患"。因此，食物疗法适用范围较广泛，主要针对亚健康人群，其次才是患者，作为药物或其他治疗措施的辅助手段，随着日常饮食生活自然地被接受。

药物性质刚烈，自古有"毒药"之称。药物疗法主要是为治病而设，因此适用范围较为局限，主要针对患者，是治疗疾病和预防疾病的重要手段。如若随便施药，虚证用泻药，实证用补药，或热证用温性的药物，寒证用寒凉性质的药物，则不仅不能治疗疾病，反而会使原有的病情加重，甚至恶化。因此用药必须十分审慎。

食物疗法寓治于食，不仅能达到保健强身、防治疾病的目的，还能给人感官上、精神上的享受，使人在享受美味之时，不知不觉地达到防病治病之目的。这种自然疗法与服用苦口的药物迥然不同，它不像药物那样易于使人厌服而难以坚持，对于慢性疾病的调理治疗尤为适宜。

此外，食疗用品在剂型、剂量上不像药物那样有严格的规定，不能随意更换，它可以根据患者的口味习惯进行不同的烹调加工，使之味美色艳，寓治疗于营养和美味之中。

当然，由于食物疗法和药物疗法各有偏长，故在防病治病的过程中二者都是不可缺少的，应利用各自所长，运用于不同的疾病或疾病的不同阶段，食物疗法与药物疗法相互配合，相互协同，相得益彰。

2.食物疗法与药膳调理

药膳是近几年来逐渐流行的一种特殊形式的食疗食品。它是把药物和食物合理配伍，运用中国传统的烹调技术，结合现代食品工艺流程制作而成的有一定保健治疗作用、色香味形俱全的特殊食品。药膳取药物之性、食物之味，借助食品的形式，食借药威，药助食势，相得益彰，共同起到保健强身、治病延年的目的。

3.食疗食品与普通膳食

食疗食品是具有治疗作用的食品，与普通膳食有共同之处，即必须利用一定的烹调方法进行加工处理，符合食品的要求，具有色、香、味、形。但食疗食品又不能等同于普通膳食，因为它是在中医理论的指导下，有目的地选择某些食品，通过一定的搭配和烹调，达到防治疾病的目的。

（二）食疗的三大基本原则

1.辨证施膳

辨证施治是中医治疗疾病的指导原则，即在临床治疗时要根据病情的寒热虚实，结合患者的体质给予相应的治疗。只有在正确辨证的基础上进行选食配膳，才能达到预期的效果。否则，不仅于病无益，反而会加重病情。

中医认为，临床病证有虚证、实证、寒证、热证。如：神疲气短，倦怠懒言，舌质淡，脉虚无力等为虚证；形体壮实，脘腹胀满，大便秘结，舌质红，苔厚苍老，脉实有力等为实证；怕冷喜暖，手足不温，舌淡苔白，脉迟等为寒证；口渴喜冷，身热出汗，舌红苔黄，脉数等为热证。根据中医"虚者补之""实者泻之""寒者热之""热者寒之"的治疗原则，虚证患者应根据其阴阳气血不同之虚，分别给予滋阴、补阳、益气、补血的食疗食品；实证患者应根据不同的证候，给予各种不同的祛除实邪的食疗食品，如清热化痰、活血化瘀、攻逐水邪等的食品；寒性病证，给予温热性质的食疗食品；热性病证，给予寒凉性质的食疗食品。

另外，在辨证施膳时，还应考虑个人的体质特点。如：形体肥胖之人多痰湿，宜多吃清淡化痰的食品；形体消瘦之人多阴虚血亏津少，宜多吃滋阴生津的食品。春季万物始动、阳气发越，此时要少吃肥腻、辛辣之物，以免助阳外泄，应多食清淡之菜蔬、豆类及豆制品；夏季炎热多雨，宜吃些甘寒、清淡、少油的食品，如绿豆、西瓜、鸭肉等；秋季万物收敛、燥气袭人，宜吃些滋润性质的食品，如乳类、蛋类等；冬季天寒地冻、万物伏藏，此时最宜吃些温热御寒之品，如羊肉、干姜等。

2.全面膳食

所谓全面膳食，就是要求在饮食内容上尽可能做到多样化，讲究荤素食、主副食、正餐和零食等之间的合理搭配，如《黄帝内经》中曾明确提出膳食配伍的原则："五谷为养，五果为助，五畜为益，五菜为充，气味合而服之，以补精益气。"五谷，为米、麦及其他杂粮类食物的泛称，五果、五菜则泛指各种蔬菜和果品，五畜泛指肉类食品。谷、肉、果、菜这四大类食物，分别提供人体所需要的不同营养，以满足人体功能活动的需要。

3.饮食有节

饮食有节是指每天进食宜定时、定量，不偏食，不挑食。它主要有两层含义，一是指进食的量，二是指进食的时间。

（1）定量。饮食定量，主要强调饮食要有限度，保持不饱不饥，尤其是不暴饮暴食。否则会使肠胃功能紊乱，导致疾病的产生。如《黄帝内经》所说，"饮食自倍，肠胃乃伤"，《千金要方》更是明确指出饮食过量的害处，"不欲极饥而食，食不可过饱；不欲极渴而饮，饮不欲过多。饱食过多，则结积聚；渴饮过多，则成痰澼"。现代医学认为，人体对食物的消化、吸收和利用，全依赖于脾胃的功能，若饮食过量，短时间内突然进食大量食物，势必加重胃肠负担，使食物不能及时消化，进一步影响营养物质的吸收和输布，从而产生一系列疾病。相反，进食过少，则脾胃气血生化乏源，人体生命活动缺乏物质基础，日久会导致营养不良以及相应病变的发生。因此，饮食有节、食量有度是保证身体健康的重要条件。

（2）定时。我国传统的进食方法是一日三餐，即早、中、晚三餐。这与饮食在胃中停留和传递的时间有关。食物进入胃中，一般素食约4h，肉食约6h，然后由胃经十二指肠进入小肠，当胃剖空到一定程度时，便产生饥饿感，故可再度进食。研究证明，早、中、晚这三个时间内人体的消化功能特别活跃。按照相对固定的时间有规律地进食，可以保证消化、吸收功能正常，脾胃协调配合，肠胃虚实交替，有张有弛，食物则可有条不紊地被消化、吸收和利用。若不分时间，随意进食，零食不离口，就会使肠胃长时间工作，得不到休息，以致肠胃消化的正常规律被打破，胃肠虚实无度，久而久之可发生脾胃病变。

（3）三餐合理搭配。在一日三餐中，历来主张"早餐好，午餐饱，晚饭少"。这种说法有一定的科学性，与人体昼夜的生理变化有关。人体阴阳气血的运行在昼夜中有盛衰的不同。早餐时间，经过一夜的休息，早晨阳气活动开始旺盛，胃中处于相对空虚的状态，亟须补充营养，以满足上午的工作需要；午餐时间，经半天的劳动，消耗较多，故宜适当多进食，这样才能弥补损耗，满足下午劳动工作的需要；晚饭后，一般活动较少，消耗不多，故宜少食，否则常为致病之因。当然，一些夜生活丰富者，晚餐不仅要好，还要加夜宵。

（三）常见病的饮食调养

1.感冒的饮食调养

（1）食宜稀烂、清淡。感冒患者往往脾胃功能受到影响，因此宜食易于消化吸收的稀烂、清淡食物，如应多吃些稀饭、烂面、蛋汤、藕粉、杏仁粉等，以减轻脾胃负担。

（2）多食蔬菜、水果。酌情选用蔬菜、水果，如：生姜、葱白、香菜为发散风寒常用之物；油菜、苋菜、菠菜等宜于风热之证；茭白、西瓜、冬瓜、丝瓜、黄瓜等为清热利湿佳品；发热退后，则宜多食番茄、藕、柑橘、苹果、杏、枇杷、甘蔗、荸荠等，以益气生津。

（3）不宜乱用补品。感冒后，油腻、鱼、肉等荤腥之品以不食或少食为好，若虑其体弱，需适当补充营养，可食用蛋类、乳制品等。

（4）少食多餐。小儿感冒后，不要强求小儿进食，这会导致小儿胃肠负担过重。可以增加小儿进食次数，不要强求小儿每次都吃得很饱。

（5）适量补水。感冒后如发热则身体内部的水分流失较多，因此可以分多次补充水分。

（6）食疗方法。三根感冒汤：大白菜根3个，芦根15g，大葱根7根。每天服用1次，连续服用2～3天。白菜姜葱汤：白菜120g，葱白、生姜各10g。白菜洗净、切碎，与葱白、生姜一同加水煎煮后去渣。每天服用2次，连续服用2～3天。

小葱老姜汤：细香葱（小葱）2～3根，老生姜1片，红糖适量。细香葱、老生姜片分别冲洗干净后放置在小锅内，加水1小碗煎至半小碗，去渣留汤，加入少量红糖。趁热饮服，每晚1小碗，连续服用3天。

2.胃肠病的饮食调养

中医早在两千多年前的《黄帝内经》中就有明确的记载，由于中医学以"整体观念"和"辨证论治"为特点，所以中医常把胃肠的功能归纳在脾胃之内，如《素问·灵兰秘典论》说："脾胃者，仓廪之官，五味出焉。"又如《灵枢·玉版》言："人之所受气者，谷也；谷之所注者，胃也；胃者，水谷气血之海也。"而《素问·玉机真藏论》则认为"五脏者，皆禀气于胃；胃者，五脏之本也"。所以中医认为胃肠的功能主要是对饮食的受纳、消化与吸收，胃肠功能的好坏关系到五脏六腑功能的强弱和气血的盛衰。"人以胃气为本"，故有"脾胃为后天之本，气血生化之源"的论述。因此，调理好脾胃功能是养生最重要的一环。如何调养呢？

（1）饮食有规律。每日三顿，定时定量（胃溃疡、胃下垂或胃癌患者可少量多顿）。

（2）尽量避免进食刺激性食物。尽量避免进食辛辣、过酸、过冷、过烫、过甜、过咸、过粗硬食物，油炸、火烤、烟熏的食品，不食腌制、霉烂的食品，宜进食细软清淡、易消化的食品。

（3）吃饭进食应细嚼慢咽，专心一致。不要边吃边看报或聊天，以免影响消化。

（4）每顿饭量以八分饱为宜。饭前饭后不要饮用大量的水和饮料，以免冲淡胃液，加重胃的负担。

（5）合理补充营养。慢性胃肠病患者，由于其消化吸收功能减退，常导致机体营养不足，因此在调养过程中必须注重营养的摄入。胃肠病患者要做到不挑食，不偏食，需注意把食物烹制成不冷、不烫、不硬、不过味的对胃肠无刺激而有利于消化吸收的，做到营养全面合理，这样才能有利于胃肠病的康复。

3.中风的饮食调养

中风是一种常见病、难治病，严重危害中老年人的健康，所以预防中风是非常重要的。预防中风的发生，最基本的是从生活习惯方面入手。

（1）饮食中应有适量的蛋白质。可适当吃些蛋清、瘦肉、鱼类和各种豆类及豆制品，以补充人体所需的氨基酸。

（2）坚持喝奶。一般每日喝牛奶及酸奶各一杯，因为牛奶和酸奶中含有牛奶因子和乳清酸，能抑制体内胆固醇的合成，降低血脂及胆固醇的含量。喝牛奶和酸奶时可将奶皮去掉。豆类含豆固醇，也可促进胆固醇的排出。

（3）多吃绿叶蔬菜和水果。可吃芹菜、萝卜、茄子、荸荠、洋葱、蒜、紫菜、海带、木耳、银耳、香菇等。

（4）多吃含碘丰富的食物。可吃海带、紫菜、虾米等。碘可减少胆固醇在动脉壁的沉积，防止动脉硬化的发生。

（5）低盐饮食。低盐饮食对预防重症高血压和中风有着重要意义。高血脂、高血压、中风患者，每天食盐摄入量最好低于6g。伴有严重水肿的心脏病患者或肾脏病患者，必要时应进无盐饮食。

（6）低糖饮食。中老年人对糖的耐受力差，宜进低糖饮食，以防止出现高血糖症。

（7）低脂饮食。常吃些有降脂及抗血小板聚集、抗凝作用的食品，如小米、燕麦、绿豆、黄豆、酸奶、香菇、木耳、姜、蒜。洋葱、芹菜、花菜、茶叶、山楂、海藻、海带、甲鱼、蜂王浆、芝麻油、玉米油、米糠油等都是比较适宜的。

第二章　先兆疾病

第一节　先兆疾病预测的临床意义

《黄帝内经》曰："是故圣人不治已病治未病，不治已乱治未乱……夫病已成而后药之，乱已成而后治之，譬犹渴而穿井，斗而铸锥，不亦晚乎！"这就明确指出了治病应治于发病之前，即所谓"治未病"。

中医上工治未病，是最高明的医疗智慧，但如何治未病呢？一般来说，是根据疾病的早期先兆，也就是还没有成为疾病的一些先兆现象来辨证论治，以达到不治已病治未病的目的。

一、先兆疾病

任何一种疾病在发病前均存在潜证，即在疾病发作之前皆有一个长短不一的酝酿阶段，这个阶段相对而言较为隐蔽，故被称为潜证。

潜证是疾病预测的重要依据。任何一种疾病在潜证阶段的表现形式和显隐程度都是不一样的。有的较为显露，有的则相当隐晦，表现形式或时隐时现，或只见一二症，或诸症皆具但是程度较轻而已，当充分显露时则意味着疾病的出现。因此潜证和显证是一个疾病全过程的两个阶段。在潜证阶段则为匿病，在显证阶段则为发病。正常的辨证论治一般着重于疾病的显证阶段，然而疾病在显证之前早已生发。疾病的预测则立足于疾病显证前的潜证阶段。潜证意味着疾病的早期阶段，其中较为显露、介乎潜证与显证之间的症状即为先兆证，先兆以证的形式出现可称为先兆疾病。在疾病的潜证阶段及早进行阻截治疗，可以阻止疾病的发生。如冠心病、心肌梗死患者早期可见肥胖体型、胸闷、动则气短、舌苔厚腻、脉滑等症，如果早期进行干预，则可预防心肌梗死发作。

此外，潜证的远期意义还在于潜伏着疾病更早的原胚阶段，即疾病的超早期阶段，如体质类型、同源器官、遗传素质等。超早期阶段是产生疾病潜证的土壤，如肥胖痰质的人，若能在中年以前便注意健运豁痰、控制脂食，则有可能推迟或阻截痰浊潜证的产生，对预防患动脉硬化、冠心病、中风、高血压、胆结石、糖尿病、肿瘤等疾病皆具有重要的意义。

还有，疾病在发生转变恶化的时候也会出现先兆，及时进行阻截可起到减轻病症，甚至转危为安的作用。如危重患者出现不祥信号便迅速进行阻截治疗，则可以及早防止病情恶化。如肾功能不好的患者出现恶心，常为尿毒症的凶讯，应及早阻截以防演变为尿毒症。

综上所述，潜证是疾病在发作前的早期阶段，先兆证是根源于潜证的早发信号，掌握这些早期先兆的规律是疾病预防的核心。

二、先兆疾病的基本内容

先兆亦称预兆，指事物发生前的征象，具体指疾病的最早征兆，包括疾病的发生、发展及变化前的早期征兆，是疾病的早期信号。

先兆疾病包括先兆证（早期症状）及先兆潜证（后期潜证）。先兆证有潜证先兆、变证先兆和危证凶兆。所谓潜证先兆，是指匿病潜证的早期萌芽证候，其特点是不显露于外的或是时隐时现的信号，而且往往是深伏于内的证候。变证先兆指疾病在发生变化的情况下出现的先露证候，这些先兆证多隐伏于疾病的极期，常以"反症"的形式出现，或多披露于疾病转变的前夕。危证凶兆为疾病恶化之际出现的危险信号，一旦出现这些败兆，则意味着患者凶多吉少。

总之，掌握先兆证的规律就能对疾病进行预测，先兆证对揭示早期病理信息，早期发现及早期治疗有着重要的理论意义和实践价值。

第二节　先兆疾病预测的理论基础

中医理论认为，人体是一个统一的有机整体，内在的疾病必然通过各种渠道外露，一切将有先兆。

一、脏象理论是先兆疾病预测的理论基础

脏，指人体内脏。象，即外表征象。脏象即言内脏有病可征象于外，所谓"脏居于内，形见于外"。由于内在的脏腑病理可以反映于外，因此通过外在的器官变化征象便能预知内脏的病理状况，这就是脏象学说的精髓。脏象学说突出了人体内外相应、表里相关、上下互通、腹背呼应的整体观点。

（一）人体的脏腑是互相关联的整体

人体是一个有机的整体，各脏腑之间通过"表里"关系和"相合"关系而互相依存、互相制约，从而实现内在环境的整体统一性。

每一个脏腑既独立存在，又与其他脏腑紧密联系。其中，肝肾水木同源、心肾水火既济、肺肝气血升降、脾肾火土相煦等无不体现着这一相关性。五脏除存在水火气血的互根关系外，还存在相生的依存关系、相克的制约关系及脏腑之间的表里关系，尤其是通过经络的循行，密切了脏腑之间的关系。如心通过手少阴心经"起于心中，出属心系"，足太阴脾经"其支者，复从胃，别上膈，注心中"，手太阳小肠经"入缺盆，络心"，

足少阴肾经"从肺出络心，注胸中"，手少阳三焦经
"布膻中，散络心包"，手厥阴心包经"起于胸中，出
属心包络"。如是把心与小肠、脾、肾、三焦、心包等
贯通起来。又如肺、大肠、心、肾、肝通过手太阴肺经
"上膈，属肺"，手阳明大肠经"络肺"，手少阴心经
"复从心系却上肺"，足少阴肾经"其支者，上贯肝
膈，入肺中"，足厥阴肝经"其支者，复从肝，别贯
膈，上注肺"，从而和肺气相贯。再如，与肝联系的经
络有：足少阴肾经"其直者，从肾上贯肝膈，入肺
中"，足厥阴肝经"挟胃，属肝，络胆"，足少阳胆经
"其支者……以下胸中，贯膈，络肝，属胆"。因此，
肾、肝、胆、三脏经气均相通应，有病时皆可互报。

此外，人体各个部位与脏腑之间还有着特定的相应关
系，如《素问·脉要精微论》曰："头者，精明之府，头
倾视深，精神将夺矣。背者，胸中之府，背曲肩随，府将
坏矣。腰者，肾之府，转摇不能，肾将惫矣。膝者，筋之
府，屈伸不能，行则偻附，筋将惫矣。骨者，髓之府，不
能久立，行则振掉，骨将惫矣。"

脏腑之间，一脏主多腑，如肾与膀胱、脑、骨都有着
密切关联；一腑分属多脏，如女子胞既系于肾又络于心。
脏腑与经络之间有着"一脏多经"和"一经多脏"的关
系，密切了人体的内在联系。由于脏腑之间在生理功能上
密切相关，因此疾病也是互为传变的，如《素问·玉机真
藏论》有"五脏相通，移皆有次"，说明了脏腑之间不是
孤立存在的，而是密切相关的。

（二）人体的脏腑与体表的五官九窍皆相通应

五官和五脏相应，在《黄帝内经》早有提出，如：
"黄帝曰：以官何候？岐伯曰：以候五脏。故肺病者，喘

息鼻张；肝病者，眦青；脾病者，唇黄；心病者，舌卷短，颧赤；肾病者，颧与颜黑。"然而人体脏腑不仅一脏与一窍相联，而且每窍与各脏皆相通应，由于每一官窍既能反映直接相应的脏腑的病理，亦能反映其他各脏腑的状况，因此每一五官皆为整体脏腑的全息缩影。如眼的五轮八廓、鼻部明堂的脏腑投射、耳郭的脏腑分布等，尤其是头部官窍的投射最为集中。因头为诸阳之会，面为头之旗，脏腑经络的气血皆上注于头，头部五官血络密布，暴露充分，故头部官窍最能暴露内脏的病变。以目为例，目虽为肝窍，然"十二经脉，三百六十五络，其血气皆上于面而走空窍，其精阳气上走于目而为晴"。

二、经络体系是先兆疾病预测的物质基础

（一）经络是人体生理气血运行的通道

经络是运行气血、联络脏腑与肢节、沟通表里上下及内外通路的组织，是脏象学说的物质基础。

由于经络内连于五脏六腑，外散于"十二皮部"，沟通体表和内脏的关系，因此脏腑包含的全身信息可通过经络的"内属外络"反映于外。十二经脉中，每一经都分别络属一脏一腑，从而加强了脏腑表里之间的联系。经络又在五官九窍之间聚集，组成宗脉和筋肉，构成"目系""耳系""鼻系""宗筋"等，密切了脏腑和五官九窍的联系，因此人体任何一个器官有疾患皆可通过经络的传导反映出来。

如和耳部有关的经络有足阳明胃经"上耳前"，手太阳小肠经"却入耳中"，足太阳膀胱经"从巅至耳上角"，手少阳三焦经"系耳后""上出耳上角""从耳后入耳中，走出耳前"，故耳有"宗脉之所聚"之说。由于耳通过经络与全身脏腑经络皆相联系，因此七寸长度的耳郭亦为全身脏气的缩影，内脏有疾皆可于耳的相应穴区有

所预测。

再如鼻部，和鼻有联系的经络有手阳明大肠经"上挟鼻孔"，足阳明胃经"下循鼻外"，手太阳小肠经"抵鼻"。经过鼻旁的还有足厥阴肝经、足少阳胆经、手少阳三焦经等。这说明鼻与脏腑同样有着密切的联系，故鼻亦为一个小全息诊，全身各脏腑的疾患皆可从鼻的相应部位反映。

又如口舌部，与口舌部有联系的经络有手阳明大肠经"其支者，……还出挟口"，足阳明胃经"还出挟口环唇"，足太阴脾经"连舌本，散舌下"，手太阳小肠经"循咽"，足少阴肾经"其直者……循喉咙，挟舌本"，足厥阴肝经"其支者……环唇内"。因此，大肠经、胃经、小肠经、肾经、脾经有病时，口咽部皆有相应的病理反应。

上述内容说明，经络与脏腑经气相通，经络加强和沟通了脏腑之间的联系，是生理气血的运行通道，也因此为疾病的先兆预测奠定了物质基础。

（二）经络是疾病传变的桥梁

经络有高度的感应传导性能以及纵横交错的网状结构，使其与内体密切相关。因此内体疾病皆可以经络为桥梁表现出来，而且能最灵敏、最早地反映内体的病理状况。如《素问·脏气法时论》曰："肝病者，两胁下痛，痛引少腹……肺病者，喘咳逆气，肩背痛。"由于经络能有规律地反映疾病的状况，因此根据经络反映的病症，有助于人们对疾病进行定性与定位。由于经络对病症的反映主要表现在循经路线及腧穴两个方面，因此通过查循经络路线的异常及腧穴的异常便可了解疾病的先兆表现，如《素问·脏气法时论》曰："心病者，胸中痛，胁支满，胁下痛，膺背肩胛间痛，两臂内痛。"这说明沿心经循行路线出现的异常症状对心脏病变有预测作用。《灵枢·邪客》说："肺心有邪，其气留于两肘；肝有邪，其气留于两腋；脾有邪，其气留于两髀；肾有邪，其气留于两腘。"其肘、腋、髀、腘皆属四肢八溪，凡病邪留而不去者，均易在这些处所结聚，这些地方又为经气会聚之处，皆分布有重要腧穴，故疾病容易从这些部位的腧穴反映出来。如位于肘膝附近的合穴，为五腧穴，其异常可以反映经脏的病理状况。这些穴位出现压痛、疼痛、结节、皮疹、色泽改变等，皆可预测本经的异常。如足太阳膀胱经的委中穴可预测腰背疾患，曲泽穴异常可预测心包疾患，足三里穴可预测多种疾患。以上说明，腧穴和经络异常是可以预测疾病的，经络是疾病预兆的物质基础。

第三节　先兆疾病的特点

一、先兆证的特点

中医认为"有诸内者，必形于外"，人的身体内有了毛病，一定会在身体表面显现出来。疾病的先兆，其特点多是不显露于外的或是时隐时现的。时隐时现的信号多是疾病的序幕，背后隐匿着新的危险，切不可掉以轻心。值得注意的是，不少患者对一些隐匿的疾病先兆已经适应了，例如"汗出偏沮，使人偏枯"，偏沮（半身无汗）即是偏枯的先兆，患者常因无明显痛苦而容易忽略。再如，胸痹宗气不足者，常出现言语不接的现象，这是心力不继的先兆，如能及时抓住这些信号，则可以及早医治。

另外，疾病先兆的出现不一定是患病的开始，有的已经是病的成熟，犹如报春花的出现，象征春天已经孕育成熟，故肝癌出现疼痛，虽然是较早的征兆，但已经是疾病的中晚期了。

二、先兆变证的特点

先兆变证多隐伏于疾病的极期，如大实之极出现神惫、脉迟，意味着有向虚证变化的信号；至虚之盛发生腹胀、便秘，有可能是转实的先兆。

以"先兆"证候出现亦为先兆变证的特点之一，如《温病条辨·上焦》第15条以"口反不渴"为热在营中的标志，《伤寒论》第317条以"身反不恶寒"为阴盛格阳的先兆。

先兆变证多披露于病症转变前夕，如温病以"神识如蒙"为里虚内陷的前夕先兆，"心中懊恼"为发黄前夕信号。

三、先兆危证的特点

疾病恶化之际，往往易出现危险信号，即所谓败兆。一旦出现，则标志着疾病可能直转急下，如肝癌出现嗜睡警报病危、慢性肾炎出现恶心提示尿毒症。归纳为如下特点。

十二经竭者，其凶兆常显露于经脉循行部位，如《素问·诊要经终论》提出"戴眼，反折"为太阳之脉终的信号，"耳聋，百节皆纵，目睘绝系"为少阳经绝死兆。

五脏竭者，其凶败先兆可表现为生理功能的异常，并先披露于五官开窍处，如肺竭凶兆为鼻翕，脾竭凶兆为唇揭，肝竭为爪枯，肾竭为面黑，心竭为脉萎等。

对阴竭阳脱的危败凶兆，每每以汗、喘、躁为信号。如躁烦为阳脱先兆；汗出不止为阴竭凶信；息高喘冒为孤阳欲绝死兆。其中，绝汗是一个重要信号。如脱汗预兆亡阳，汗出如油预兆亡阴，胸部大汗预兆亡心阳等。

形神相离常常是败兆，如《素问·脉要精微论》记载："头倾视深，精神将夺矣。""破䐃脱肉，目眶陷，真脏见，目不见人，立死。"尤以神败最为凶险，表现为目光呆滞、直视，精神委顿，意识模糊为精气欲竭之兆。

回光返照现象是危败的常见先兆，为神气衰败的凶兆。常呈"假神"（虚性兴奋）状态，患者从衰弱状态突转头脑清醒、眼睛发亮或面色如妆，言语宏量或胃口突然大开，为灯油将尽前的瞬亮，乃神败预兆。如《伤寒论》"除中"即是脾胃败兆。

第四节　先兆疾病的预测规律

疾病预测的精髓是先兆证，先兆证就是疾病的早期信号。探索先兆证的目的在于早期发现匿病潜证，早期掌握疾病的转变苗头和早期预见疾病的危败凶兆，有利于驾驭疾病的发生、发展和变化。

中医对先兆疾病预测规律的探索，就是早期获得病理信息、早期诊断、早期介入治疗，对保护健康有着极其重要的临床价值。预测规律归纳如下。

1.不稳定性规律

先兆证的最初表现往往是偶然的、不稳定的，其频率和强度逐渐增加，症状可由一个到多个不等，反复发作并逐渐加重。如中风先兆为拇指麻木、眩晕、肢体酸软、一过性健忘等，可以由无故的、短暂的异样感觉逐渐发展至频繁地、持久地出现，这就意味着中风即将来临，所谓"山雨欲来风满楼"，然而出现先兆到疾病发生的时间长短不一，可以由几分钟到数年，中风先兆一般为三年。

2.正虚隐现规律

先兆证往往是在过度劳累和心情忧郁时隐约出现，并往往一过即逝，如劳累后及心情不佳时出现左胸隐隐作痛，虽然仅是轻微的，但也足以成为冠心病的预测。总之，先兆证常随人体的虚实状况而隐显。

3.个体差异性规律

先兆证出现的时间、频率和强度与个体差异有很大关系。同样的疾病在不同人身上，先兆证的出现有很大差异。如心肌炎于素体盛者，即使典型症状也很少见，只有在出现后遗症时才被发现，其先兆证当然就更不容易觉察了。

4.时间节律性规律

先兆证因存在时间节律性规律，又称为"律兆"，人体存在着生命节律，由于人体对外环境有规律的周期性变动，有同步的周期性适应变化，具体指日节律、月节律及年节律，因此疾病的预兆也不可避免地存在生物钟规律。如有些心脑血管疾病，其先兆证多在夜间及冬季明显，而精神病先兆常出现于春季……

5.奇异多变规律

有的先兆证表现奇异多变，又可称为"狐兆"，其特点为变幻无穷，难以捉摸。如中风先兆常是多样的和变幻的异样感觉，如眼前见旋风、下眼皮跳、无故一过性眼睛发直……此外，异常梦境也常是许多疾病的预兆，如经常梦见站在悬崖边或是从高处跌下，往往是冠心病的预兆梦，而梦游症则是精神分裂的前兆。

6.一兆多报规律

即一兆预测多种疾病现象。多种疾病表现为同一先兆证者也并非罕见。如瘙痒症可作为消渴病、黄疸、湿郁、癌症等病的预兆。再如嗜睡症既是关格病的警报，又是消渴病、黄疸转危的凶兆，血尿更常为多种疾病的信号。

第五节　先兆疾病的表现形式

一、常见表现形式

1.神志、性格的变异

神志的变异、病态的七情，在许多情况下是疾病的信号，如《灵枢·癫狂》曰"狂始生，先自悲也""癫疾始生，先不乐"。神情的变异不仅预兆精神方面的疾患，非精神疾患也多出现，如《伤寒论》所谓谵语，即是胃燥便结之信号。此外，昏迷是热入心包、急黄、中暑、卒中等的预测。善忘为内有瘀血的信号等也足以说明。神志的异常还可预测脏腑经络的寒热虚实，如《灵枢·本神》曰"肝气虚则恐，实则怒……心气虚则悲，实则笑不休"，《素问·刺热论》曰"心热病者，先不乐"及《灵枢·经脉》曰"肾足少阴之脉……气不足则善恐"等，均足以说明神志的异常是疾病的早期信号。

2.体表、九窍的异常变化

脉、舌变化是反映疾病早期最常见的信号，但疾病的早期信号不一定于脉、舌、音、色同时出现，常先见于某一部位，其中，心、肺疾病的早期信号最先见于脉。舌为心之苗，又为脾之外候，苔乃胃气之所熏蒸，故心、脾、胃病变的早期信号多披露于舌。面色是脏腑气血之外荣，"十二经脉，三百六十五络，其血气皆上注于面而走空窍"。因此，面色的改变是气血变化的最先预兆，如《灵枢·五色》曰"赤色出两颧，大如拇指者，病虽小愈，必卒死"。此外，音声信息、嗅气味、味欲喜恶变化等也是重要的疾病信息。如《素问·宝命全形》曰"病深者，其声哕"，《素问·腹中论》曰"病至则先闻腥臊臭"。另外，味亦对疾病的预测也具有实践意义，如脾病口甜、胆病口苦、肾病口咸等对五脏疾病都有预测价值。以上分析说明了局部信号和内在疾病的关系，体现了局部信号对疾病的整体预测价值。

3.排出物的异常

如汗、尿、大便、精液、白带等排出物异常，多是疾病的警报。其中，汗为心之液，汗对五脏病理皆有着重要的预测作用。尿除与肾、膀胱的关系密切外，还与肺、心、脾相关联，因此对全身疾病同样是一个不可忽略的信息。如《外台秘要》对尿甜预兆消渴病已有记载："论曰，消渴者……肾虚所致，每发即小便至甜。"此外，痰、涕、泪、大便也皆分别有一定的信号作用，如长期血痰、血涕、便血都可能是患癌信号，否则应考虑出血性疾病。

二、特异表现形式

（一）机体适应状况存在差异

个体之间，由于体质不同，对疾病的适应力、耐受性有很大差异。体质弱的，因耐受性差，比较敏感，疾病也就容易暴露出来；而体质强的，耐受性和自调力都比较强，对一些不明显的病症适应力足，使得某些疾病隐匿。如慢性肾炎蛋白尿患者，素禀体盛的代偿力较强，即使尿化验蛋白有"＋＋"，患者亦无明显不适；而体质弱者，只有"＋"，却有明显腰酸、乏力、头晕等症状。显然，前者（体质强者）的潜证容易隐匿，说明体质的差异是疾病症状隐显的重要原因。

体质是潜病隐匿的条件，故应用体质辨证，特别是体质辨病是打开潜证隐匿的一个通道，如老年人健忘属肥胖型者，应考虑脑动脉硬化；长期胃痛患者，视其瘦长型体质，加之平日性情急躁就应怀疑消化性溃疡的存在。应用体质辨证、辨病，早日发现潜证，值得高度重视。

（二）证客观存在阶段性

病包含疾病的全病理过程，而证则仅代表疾病的阶段病理。由于证客观存在着阶段性，因此证往往不能伴随一个病的全过程。有少数疾病信息量始终不足，疾病的信息在达到一定程度后，潜证才能向显证转化。因此，疾病也就必然存在潜证与显证的不同阶段，说明疾病潜证的存在是有客观基础的。

（三）证存在交叉、共存现象

在疾病发展的全过程中，有许多症或证交织、错综地存在着，有时甚至可以共存，从而使潜证具备隐匿的背景。另外，由于潜证和显证之间有一定的量变过程，在此过程中，病情相对地处于"稳定"的状况，客观地造成了潜证匿进的条件。

传统观点认为，"有诸内者，必形诸外"，但事实上，内外并非完全一致，内体的病变虽然会反映于体表，但往往存在着差距，有的甚至不反映出来或颠倒反映，这样由于内外的不一致性又构成了潜证隐匿的基础。

（四）辨病被忽略

临床上常常出现"无证可辨"，原因一是传统的诊断方法受到微观辨病的挑战，二是病与证之间的客观复杂性。无证并非无病，而是潜证未被发现，因此既要注意"有证无病"，又要留神"有病无证"，有时要"舍证从病"，而有的情况下又须"舍病从证"。总之，既要强调辨证，又不能囿于辨证，如某些疾病症状表现可以放射到其他部位，如果我们不深入辨病，在定位上就易误入歧途。因此，只有掌握疾病的特殊性，深入辨病，才能发现潜证。

（五）医源性掩盖因素

由于医源性的因素，对一些疾病造成了假象，掩盖了疾病的本质，这也是潜证隐匿的因素之一，临床上屡见不鲜，诸如应用激素、误诊、漏诊及治疗不彻底等都容易掩盖疾病的潜在进展。许多情况下，由于治疗的关系，如治疗不彻底，使得显证虽然治愈了，但一些潜证隐匿了。如肝炎黄疸消退了，肝脏也恢复了正常，可是肝细胞病变潜在地进展着。又如咳嗽症，临床上习惯用抗过敏、镇咳等药，结果咳嗽症暂时止住了，却出现了胸闷气促等更为严重的不适症状。还有一些疾病，本身症状就不典型，加之诊者水平的关系，使诊断被延误。如心肌炎，由于症状与感冒酷似，如医者辨证不辨病导致误诊，将促使这一类疾病隐匿发展。

第六节　如何发现隐匿潜病

一、掌握先兆证规律是揭示隐匿潜病的先决条件

先兆证无论在疾病的进展阶段或相对稳定时期皆可出现，尤其在疾病发生转变的时候或危笃之时至关重要。时隐时现的信号，往往是疾病的序幕，背后隐匿着新的危险。临床上，神志的变异多是疾病的前奏，体表五官九窍和汗、尿、痰、涕、精液、二便等排泄物，是疾病的早期警报，而脉、舌、音声、气味则更具有预兆信息，尤不能忽视先兆证的时间节律特点、奇症怪兆特点及一证多预兆现象。

总之，"有诸内者，必形诸外"，隐蔽再深的疾病也难免不露出迹象，充分应用中医理论整体分析是能掌握先兆证规律的，捕捉先兆证是早期发现潜病的重要途径。

二、先兆疾病的辨证原则

（一）用好中医基本理论

（1）充分应用脏象理论，以外揣内细查潜证，如心之华在面，则可从面部色泽的变化揭示心的潜在病变。另外，根据脏腑相关理论，如按脏腑生克规律，某一脏有病可传及相克之脏，如此就能有目的地去注意潜证的发展方向。

（2）根据病因理论，即通过病因的特性旁通隐匿的病证，如湿性趋下就应考虑到易袭阴位的特性，这样就须注意病变可能在人体下部。湿为阴邪易阻遏气机，损伤阳气，所以伤湿日久，要考虑气虚潜证。湿性重浊，故要注意从排泄物的清浊变化发现早期信号。

（3）根据病机病势，从疾病发展趋势也可及早发现潜证。还有，按疾病传变规律，疾病可依脏腑"相合"走向，如肾与骨相合，骨痹日久内合于肾，就应注意伤肾的潜势。

（4）利用经络的循行或功能部位，作为搜寻潜证的必要环节，如足少阴肾经其支络与心、肝、肺均有直接联系，因此，肾经有病，应考虑到对心、肝、肺的潜在影响。

（5）根据阴阳互根理论，阳损日久就应考虑阴病的潜在可能，阴损日久也应顾及阳病的潜在。

（6）应用体质辨证、辨病，可以成为打开潜证隐匿的重要通道。如瘦长形体质患者存在右肾下垂的潜病，仅出现右少腹胀痛，如果我们囿于显证辨证，而不根据体质特点分析，就容易误诊。

（二）应用哲学原理，指导发现潜病

抓主要矛盾是辨证步骤中的重要环节，取决定作用的主证，往往代表着疾病的本质。由于代表本质的主症被代表非本质的次症掩盖，因此，抓主要矛盾是揭示潜证的重要环节，尤其还应进一步抓住主要矛盾的主要方面，才利于发现疾病的实质，深入揭示潜证的进展。此外，应用矛盾的普遍性和特殊性原理，掌握好病与证的关系，也是深入发现潜证的一个途径。每一个疾病都有各自的特殊矛盾，证并不能代替病，辨证只能满足于疾病的共性，而疾病的特殊性往往是隐匿着的，应透过共性去发现个性，才能深入发现疾病的潜在，这就是所谓从特殊到一般，再由一般到特殊的规律。

（三）辨识假伪症

症，不一定都能反映疾病的真相。有时候由于疾病的变化万千，内部的病情已经变化了，但外部还来不及变化，所以往往显露于外的是假貌，而真正的病情却被隐匿了。如早期癌症，外证并无征象可据，而癌症病理却隐潜匿行着。现象虽然是本质的反映，但临床上许多症状属于假象，这种假象虽然也是本质的表现，却是歪曲和颠倒地反映着本质，掩盖了本质的真相，说明现象和本质并非完全一致。因此必须透过假象去揭示隐匿着的本质，也即隐匿着的潜证。

临床上假象还发生在疾病的极期阶段，如寒极、热极、至虚、至实阶段，寒极的阴盛格阳证、热极的热深厥深及至虚有盛候、大实有羸状等皆是。此外，在疾病的危笃阶段也易出现假象，如回光返照现象等，假象的特点是不稳定性及外趋性，假象多在四肢、皮肤和面色等处出现，而代表真实的脉、舌尤其是舌质和脉的根部（沉候及尺候）是揭示隐匿本质的可靠依据，临床上应加以注意。

（四）揭示疑难怪症

疑难病的特点在于症状隐匿，交错复杂，故其潜证更难以发现，临床上怪病多瘀，奇病多痰。《医林改错》还做了许多补充，如头发脱落、出气臭、夜眠梦多、干呕、呃逆、郁闷、胸任重物、卧则腹坠、心跳心悸等均可参考。

疑难怪症从痰瘀的特征来揭示潜证。如目前在瘀方面，对目络、甲络、舌下络、面颊络、鼻络、掌络等瘀血特征进行研究。在痰方面，今人朱曾柏氏所著《中医痰病学说》就无形痰证的证候，对历代著述进行了总结和概括。如体征方面：久病不衰、自发自愈、眼神滞涩不流利，时觉焦烟异气扑鼻、时时惊悸，神志恍惚……如能掌握上述瘀痰的特征，将有助于疑难潜病的发现。

（五）以诱探法、负荷法激发潜证显露

所谓诱探法，是通过七情、药物、饮食等激惹病情显

露的方法，如用七情刺激可使冠心病患者出现左侧胸隐痛
或发闷，食油煎饮食则胆石症患者可出现右胁下隐痛。至
于药物诱探法早在《黄帝内经》中就有指出，如《素问·
至真要大论》曰："诸寒之而热者，取之阴；热之而寒
者，取之阳。"后来温病家亦有沿用试探法者，即用方药
去探测证的寒热阴阳属性，然后再守方治疗。

所谓负荷法，是用增加负荷的方法去打破疾病的相对
稳定状况，促使病情暴露，达到早期发现疾病的目的，如
增加一定的负荷后测心电图、转氨酶、尿蛋白、尿糖等，
皆可预测心、肝、肾的潜在疾病。

（六）应用全息诊疗发现潜病

中医的全息诊疗是目前揭示潜病的重要途径，如耳
诊、面诊、手诊、五轮八廓、脐诊、腹诊等。在考究这些
诊法中，应注意到一个问题，即在人体离心越远、越细小
的络脉部位，越具有最早反映体内疾病信息的特点，诸如
甲皱、虹膜等络脉诊，除了再次证实"久病入络"，也发
现新病亦能入络，而且是最早入络，这给了我们一个重要
的启示，疑难潜证是可以早日揭示的。

第三章　心系病先兆

　　心系疾病范围甚广，包括惊悸、怔忡、昏迷、心痛、不寐、多寐、健忘、昏迷、痴呆、百合病等各种心脏及血管疾患，发病率较高，对人类的威胁极大，因此对心系病先兆的研究意义亦极大。由于心主血脉，血脉遍布于体表及周身，故心系病先兆容易外露，可以通过各种血脉渠道获得。

　　心病先兆潜证多与火型体质有关。病理火型体质的特点是心气素旺、火性内伏，因此具心系疾患的易感性。火气通于心，火性炎上，火易灼津，故此型人平时常呈阴虚火旺先兆证型。症见体型偏胖、面赤唇红、口渴喜凉、心烦易热、急躁失眠、尿黄便秘、舌质红苔少、脉洪数。因心为火脏，火性炎上，心又主血脉，血脉遍布于体表及周身，且心主神明，火性之人气质外向。因此，心病先兆容易外露。

第一节　真心痛先兆

　　真心痛包括现代医学的冠状动脉硬化性心脏病、心绞痛及心肌梗死等疾病。真心痛在《黄帝内经》又称为"厥心痛"和"卒心痛"，《灵枢·厥病》还把厥心痛具体分为肾心痛、肺心痛、胃心痛、肝心痛和脾心痛等。《金匮要略》则称之为胸痹。真心痛的发病率相当高，对人类的危害极大，故掌握其先兆规律，争取早期诊断和早期治疗具有十分重要的意义。

真心痛的根本病因为痰浊阻络和寒凝血瘀，致脉络受损、血行受阻，造成心脏本身缺氧失荣，轻则隐隐作痛，重则"手足青至节"或"色苍苍如死状，终日不得太息"，疼痛程度可有"痛如以锥针刺其心"或"心痛彻背，背痛彻心"等。正如《灵枢·厥病》所述："厥心痛，与背相控，善瘛，如从后触其心，伛偻者……腹胀胸满，心尤痛甚……真心痛，手足青至节，心痛甚，旦发夕死，夕发旦死。"

真心痛的根源，现代医学认为是由于冠状动脉粥样硬化。冠状动脉粥样硬化在动脉粥样硬化中是最常见、发生率最高、危害性最大的病变。

冠状动脉粥样硬化性心脏病，属中医真心痛。本病是由于心脏冠状动脉硬化，导致心肌缺血、缺氧引起的心脏病，主要因为冠状血管痉挛及管腔变硬、狭窄。本病多发生于40岁以上的中老年人，但实际上有些人从青年时期即已经开始发生动脉硬化，男性多于女性，且大多有高血压、高胆固醇血症及糖尿病史。冠状动脉粥样硬化性心脏病包括冠心病、心绞痛、心肌梗死，兹分别论述如下。

一、冠心病先兆

冠心病无论是显露的或是隐匿的，都必然有一定的潜证，潜证是冠心病产生的土壤，如能早期发现、及时纠正，则有阻断冠心病发展的作用。冠心病先兆潜证表现形式不一，大约有以下三型。

（一）痰热型先兆潜证

此型先兆证表现为形体肥胖丰腴，并多突出在腹部，面部油光红润，痰多，口黏，烦闷发热。舌苔黄腻，脉象滑数，过劳即感胸闷气粗，心前区不适。实验室检查为高血脂，多有家族史。其冠状血管已开始狭阻，病因为痰浊阻络，心脏慢性失养失荣，临床表现为不能耐劳，稍累即胸憋气短。

阻截治则：应以化痰降浊为主。目前多采用黄连温胆汤：黄连、枳实、竹茹、茯苓、法半夏、陈皮、甘草。

（二）阴虚肝旺型先兆潜证

该型先兆证表现为形体干瘦，心烦易怒，失眠多梦，手足心热，午后升火，头晕腰酸，舌质红、少苔，脉细数，遇情绪激动则感左胸隐隐作痛，多伴有高血压、高血脂。病因为肝肾阴虚水不涵木，致肝阳上亢肝风内伏，并由于肾阴虚、虚火灼津煎熬成痰，而致心脉闭阻。其特点为头晕胀，情绪不稳定，易受激惹而出现左胸隐痛。

阻截治则：应舒肝解郁，滋肾育阴。可用一贯煎加减：龟板、生地黄、沙参、麦冬、栀子、淮山、怀牛膝、生杭芍、贝母、郁金等。

（三）气滞血瘀型先兆潜证

此证型表现为面色偏滞，目圈发暗，乏力气短，偶觉胸闷及隐隐刺痛，舌偏紫黯或有瘀斑，脉多沉涩。病机为气虚运行无力致血行瘀滞，或感受寒邪，寒凝气滞，血脉凝泣而瘀阻脉络。其特点为易受气候影响，遇冷则胸痛发作。

阻截治则：应温经益气化瘀。方用血府逐瘀汤加减：桃仁、红花、当归、生地黄、川芎、赤芍、牛膝、桔梗、柴胡、枳壳、甘草、地龙等。

（四）隐性冠心病先兆

隐性冠心病指由于冠状动脉粥样硬化，心脏供血受到一定程度的影响，心肌已有缺血现象，心电图显示异常，但尚未出现具有明显临床症状的冠心病，称为隐性冠心病。其危险性在于，在潜匿进行的背景上，易突然发生心绞痛或心肌梗死，也易潜在地演变为心肌硬化，从而发生猝死。此外，冠心病在没有发生心绞痛或心肌梗死的时期，也可称为隐性冠心病。隐性冠心病由于痛阈的个体差异、血管直径大小的悬殊、心肌肥厚程度的不同，以及劳动强度的不一，可以无明显的临床表现，但时隐时现的信号依然可见。如临通风不良之地，易感胸闷、恶心，或出现转移性症状，如心源性牙痛、心源性胃痛，因胃和心经络相通、经气相贯，心病可以及胃，胃病可以及心，临床上不少冠心病即以胃脘不适为前症，说明冠心病的先兆表现形式是多种多样的，而隐性冠心病的表现形式更是变化莫测的。尽管如此，各种复杂、隐蔽的冠心病的先兆表现仍然是可以捕捉的。

二、心绞痛先兆

心绞痛是冠状动脉供血不足引起的心肌缺氧缺血所致的症状，主要表现为胸骨后疼痛、胸部缩窄感、胸闷、气短、心悸等，疼痛一般在15min内可以自行缓解。与心肌梗死的区别是，心绞痛为一过性供血不足，所导致的心肌缺氧缺血只是暂时的，休息及服用亚硝酸异戊酯可以迅速缓解，而心肌梗死则是心脏因冠状动脉闭塞，使部分心肌发生严重的、持久性缺血而坏死。因此，临床症状为持续性胸骨后疼痛，并易出现心源性休克（晕厥、面色苍白、手足冰冷、出冷汗、血压下降、脉微欲绝），发热，患者有濒死感觉，休息及服用亚硝酸异戊酯不能缓解。劳累、情绪激动、气候寒冷、饱食等常为诱发因素。发热、手术、疾病，如休克、贫血、心律失常（心动过缓或过速）等，皆可诱发心绞痛及心肌梗死，心绞痛频繁发作往往是心肌梗死的信号。

心绞痛的先兆症状如下。

（1）一过性胸闷、气塞常为冠心病及心绞痛的早期先兆，常出现于过劳、情绪激动及受寒等情况后。

（2）一过性舌麻、吞咽发紧。

（3）于熟睡或梦中突然惊醒，憋气，并很快消失。

（4）心前期隐隐作痛，于劳累及精神刺激、饥饿等情况时加重。

（5）身处气压改变及空气不流通的环境，即感胸闷，气短。

三、心肌梗死先兆

心肌梗死先兆症状如下。

（1）原来体力尚可，突然出现劳动耐受力低下，稍累即感心慌，气短、出汗。

（2）原有心绞痛突然程度加重，发作频繁，休息或含硝酸甘油不能缓解，疼痛加剧，时间延长。

（3）一过性胸闷、憋气、胸痛，胸部如有重石沉压感。

（4）变得易出冷汗，尤其是胸前背后大片出汗。

（5）面色变得苍白或发黄。

上述先兆预报时间约在一个月以内，有可能发生心肌梗死。此时如做心电图可能会有一过性S-T段抬高呈单向曲线，或者S-T段明显压低、T波高耸等，或一过性血压下降。此时期心脏冠状动脉管腔已接近闭塞，但尚未出现心肌梗死或已有局灶性梗死。此外，面黑如柴，则为脉闭心绝的噩讯，为凶险之兆，预后不良。

第二节　怔忡、心悸先兆

怔忡、心悸是许多心脏病的常见征兆。心悸与怔忡在程度上有所不同，心悸轻，偶有发作，多由外因引起；怔忡重，发作频繁，多与外因无关。心悸常由怔忡发展而来。目前，无论心肌炎、心律失常、肺源性心脏病、高血压性心脏病等，都容易出现怔忡、心悸。

由于篇幅有限，本书只讲述临床上比较容易误诊、漏诊的病毒性心肌炎先兆。

病毒性心肌炎是近30年来较为猖獗的心脏疾患，由于心肌和传导系统受到侵犯，因此遗留下长期的心律失常（包括心律不齐、心律过速，尤其多见的为心律过缓），故为怔忡、心悸的主要原因。病毒性心肌炎近代发现为肠道柯萨奇病毒、肠病毒、流行性感冒、病毒感染，能引起自身免疫反应，从而侵害心肌，尤其是柯萨奇B组病毒及埃可病毒为最主要的病源菌，不但儿童易感，成人患病率亦极高。早期无特异症状，亦无明显先兆症。一般在出现心肌损害证候及传导系统受损证候时，才能诊断为病毒性心肌炎，而此时患者已经失了去最佳治疗时间，因此研究病毒性心肌炎的先兆规律是十分紧迫的。

病毒性心肌炎多发生在有先兆潜证的基础上，心阴虚和心气不足常是病毒性心肌炎发病的土壤，所谓"邪之所凑，其气必虚"是也。其先兆潜证可分为下面二型。

（一）心阴虚型先兆潜证

该型患者由于多病损伤阴血，或因七情暗耗伤阴致心阴素亏，出现心烦、心神不宁、心常跳动不安、失眠健忘、舌红、脉偏数等症。一旦感受外邪患心肌炎，则易向心阴虚型发展。症见心悸、心前期隐痛、头晕乏力、五心烦热、潮热盗汗、颧赤面白、舌红、脉细数无力等。

阻截治则：应祛邪解毒，益养心阴。方用五味消毒饮合生脉饮：金银花、野菊花、紫花地丁、板蓝根、蒲公英、青天葵、人参、麦冬、五味子、丹参、玄参。方中五味消毒饮清热解毒，生脉饮补气阴。

（二）心气不足型先兆潜证

该型患者因素体阳虚，禀赋不足，或由于久病伤气，年高失养等致心气不足，可见心慌乏力、面白自汗、舌淡、脉数无力等症。

阻截治则：宜补气益心，扶阳祛邪。方用参芪桂枝汤：黄芪、党参、桂枝、白芍、炙甘草、大枣、五味子。方中参芪强益心气，桂枝汤扶心阳。

（三）痰瘀凝阻型先兆潜证

此型患者多为中老年患者，因素体肥腴、饮食不节、痰脂瘀阻心脉所致。常感胸闷不适，精神打击以及劳累则潜证显露，脉偏涩，舌质或见瘀点。

阻截治则：应活血化瘀，益气通脉。方用血府逐瘀汤加参芪：桃仁、红花、生地黄、甘草、赤芍、柴胡、川芎、枳实、党参、黄芪。方中血府逐瘀汤活血化瘀，参芪益气通脉。

心肌炎的最重要信号是心律不齐，如上呼吸道感染数天后出现心率增速与体温升高不相称（一般而言，体温升高1℃，心率应增加10次），或心率减慢，皆应警惕心肌炎的可能，此时做心电图检查，可出现心肌受损改变。

第三节　胎心病先兆

胎心病主要是指先天性心脏病（简称先心病），属先天畸形病之一。先心病分为无分流型先心病及有分流型先心病两大类，无分流型先心病包括单纯肺动脉口狭窄、主动脉缩窄、主动脉口狭窄、原发性肺动脉扩张、右位心等。有分流型先心病指向右分流先心病及向左分流先心病。前者包括房间隔缺损、室间隔缺损、动脉导管未闭、主肺动脉间隔缺损等。向左分流先心病有法洛四联症（肺动脉狭窄、室间隔缺损、主动脉骑跨、右心室肥大）、完全性大动脉转位、永存动脉干、法洛三联征等。

一、先心病先兆主症

1.心悸、气急

大多数先心病皆有不同程度的心悸气急先兆，在劳累、生病、情绪激动时尤为明显，但其程度仍然因分型不同而异，如无分流型不严重者，可以无征兆，如右位心可终身无症状，面向左分流型则心悸，气急出现得早而且较重，向右分流型则气急出现较晚且较轻。

2.杵状指

杵状指为先心病的常见征兆之一，提示缺氧已较为严重。

3.颈动脉搏动及虚里（心尖冲动）搏动应衣

大多数先心患者由于心脏负荷重，心脏病理代偿性肥大，因此常有颈动脉及心尖冲动较强烈的征象，并且出现得比较早。

4.采取强迫蹲位

常见于向左分流的发绀型先心病，由全身缺氧而致。

二、先心病凶兆症

1.咯血

为先心病向右分流导致肺充血的较重征象。咯血，尤其是咯泡沫血痰，伴喘促、心悸，为左心衰竭肺水肿的严重信号。

2.水肿

伴发绀、心悸、肝大，为先心病右心衰竭的凶讯，提示心脏已失代偿。

3.发热

伴寒战、心悸、乏力、心前区不适，为先心病并发感染性心内膜炎的凶兆。因为先天性心脏病患者心脏素质较差，因此极易继发感染。如上述症状逐渐出现，并伴贫血、脾肿大、杵状指、皮肤瘀点等，则要考虑亚急性感染性心内膜炎。尤须注意，如栓子脱落，易导致内脏（脑、肺、肾）等栓塞而出现危症。

先心病出现先兆的早期治疗，非手术指征患者，应以益气养心、化瘀为治，一般以生脉饮加活血药：人参或党参、麦冬、五味子酌加丹参、赤芍、桃仁、红花。肢冷、恶寒偏阳虚者，可酌加附子、桂枝。瘀象较为严重者，胸痛，舌有瘀块。体质较好者，可酌用血府逐瘀汤：桃仁、红花、当归、生地黄、川芎、赤芍、牛膝、桔梗、柴胡、枳壳、甘草、人参。

第四节　高心病先兆

高心病，即高血压性心脏病，为高血压所引起，一般发生于高血压数年至十余年之后，由于全身细小动脉痉挛发展为硬化造成外周阻力增加，使左心室负担过重，日久由于代偿而发生肥厚，心脏发生代偿，即为高血压性心脏病的形成机制。

一、高心病先兆潜证

（一）肝气偏亢先兆潜证

该型素体肝气偏旺，因肝乃风木之脏，体阴而用阳，又肝为将军之官，性刚劲而主动主升，故肝气偏旺之人多性急易怒，最易气升血涌，面目常赤，时感头胀眩晕，脉弦有力。

阻截治则：应柔肝养肝。方用一贯煎加减：生地黄、熟地黄、白芍、沙参、枸杞子、麦冬、当归、川楝子。

（二）肝肾阴虚先兆潜证

该型肝肾之阴素亏，导致水不涵木，这是肝阳上亢产生的根源之一，因肝肾同源，肝肾之阴互资，肝阴虚可下汲肾阴，肾阴虚则肝阴泛濡，故肝肾阴虚往往共见。表现为头晕耳鸣、目眩眼花、五心烦热、颧红盗汗、咽干口燥、遗精腰酸、带下经少、舌红少苔、脉细数。

阻截治则：应养阴潜阳。方用杞菊地黄丸加减。枸杞子、杭菊、生龙骨、生牡蛎、牛膝、丹皮、龟板、五味子、生淮山药、生地黄。

二、高心病凶兆

（一）左心衰竭凶兆

高心病由于左心室肥大，日久失代偿而发生左心衰竭。其先兆症为劳力性心悸及呼吸困难，即在劳累后出现心悸、气急，但经休息可以缓解。如夜间熟睡之际突然发生气闷、气急而惊起，数分钟后缓解，次日并无不适，则为左心衰竭的早期信号。如继续发展下去，出现呼吸困难，虽经休息不能缓解，即非劳力性呼吸困难，则为左心衰竭失代偿的标志。以后由于肺循环瘀血、肺动脉高压不断增高，心脏失代偿越来越重，呼吸困难、发绀、心悸将日益明显，为左心衰竭的征兆。

（二）急性肺水肿

此为急性左心衰竭的征兆，常于夜间突然发生，症见端坐呼吸、咳吐大量粉红色泡沫痰、翕动翕动、发绀、叹息性呼吸。

（三）肺性脑病

此为二氧化碳潴留导致脑严重缺氧，引起昏迷，呼吸浮浅、微弱至停止的恶性病症。

（四）右心衰竭

左心衰竭如继续发展下去，可导致右心衰竭，最终全心衰竭而亡。其征兆为尿少、下肢水肿，甚至腹肿、肝大、颈静脉怒张。

第五节　脉律失常先兆

脉律失常，指心脏搏动次数失常和节律异常，相当于现代医学的心律失常，发病率相当高，主要为心脏传导系统病变。这一系统包括窦房结、房间束、房室结、房室束（希氏束）及浦肯野氏纤维。分为冲动起搏异常和冲动传导异常两大类，或二者病变兼有。其中，冲动起搏异常，主要包括窦性心动过速、窦性心动过缓、窦性心律不齐和异位心律及早搏、阵发性心动过速、心房扑动、心室颤动等。冲动传导异常则包括传导阻滞疾患。

临床上以窦性心律失常和过早搏动（期前收缩）最为多见，预后也较好。另外，阵发性室上性心动过速、房室传导阻滞、阵发性室性心动过速等则为少见，且较难控制，心律失常与自主神经功能失调、冠心病、心肌炎、心力衰竭和心肌梗死等疾病密切相关。心律失常的重要意义在于，心律失常是许多疾病的信号，无论其早期先兆和凶兆危象对疾病都有着重要的预报意义。

一、先兆潜证

（一）心气不足先兆潜证

素禀不足，心气本虚或久病气衰，损伤心气，或年高体弱，心力日减，皆可导致心气不足，心失所养而见头昏乏力、自汗、劳累后心悸、舌质淡、脉细弱等症。该型多为窦性心动过缓、期外收缩、房室传导阻滞等疾病的先兆。

阻截治则：应补心宁神。方予生脉饮加味：人参或党参、麦冬、五味子、百合、酸枣仁、合欢花、莲子等。

（二）心阴亏虚先兆潜证

五志化火损伤心阴，或劳神过度心阴暗耗，或热病久病伤阴，皆可导致心阴亏乏，伴有头晕心烦、失眠盗汗、手足心热、咽干舌燥、舌红少苔、脉细数等症。该型多为窦性心动过速、阵发性心动过速等疾病的先兆。

阻截治则：应滋养心阴，安神宁志。方用天王补心丹：生地黄、人参、丹参、元参、白茯苓、五味子、远志、桔梗、当归身、天冬、麦冬、柏子仁、酸枣仁。

二、窦性心律失常

窦性心律失常是许多疾病的信号，如窦性心动过速（成人＞100次/min）为迷走神经张力降低及交感神经兴奋增高，与精神因素有很大关系。此外，窦性心律失常还为许多疾病的信号，如神经官能症、甲状腺功能亢进、贫血、脚气病、结核病或癌性恶病质等，皆有窦性心动过速的征象，因激动起源于窦房结，故称窦性心动过速。

阻截治则：应镇惊安神。方用磁朱丸合归脾汤：磁石、朱砂、党参、黄芪、白术、茯神、远志、木香、枣仁、元肉、炙甘草、砂仁等。

三、病态窦房结综合征

本病属于窦房结本身的器质性病变，多表现为心动过缓，主要是冠心病及心肌炎的征兆。病因为窦房结供血不足，其症状为气短、怔忡、脉缓。

阻截治则：应温阳补气。方用麻辛附子汤合参脉散：麻黄、细辛、制附片加人参、麦冬、五味子、丹参。

凶兆：心动过缓＜40次/min，易突然晕厥，甚至抽搐，为阿斯综合征凶象，死亡率极高，须紧急抢救，可急服四逆汤或参附汤。

四、期前收缩

期前收缩为常见的心律失常，是从异位节律点发出的期前收缩，心悸是其主要信号。本病除神经官能症外，还为冠心病及心肌炎（包括风湿性心肌炎及中毒性心肌炎）的信号。

凶兆：诱发心肌梗死或心力衰竭，当出现胸骨后剧痛、胸闷、气塞、昏厥、面色苍白、出冷汗、四肢发凉、脉微欲绝，为心肌梗死发作的征兆。如见发绀、心悸、气喘、下肢浮肿，肝大，则为诱发心力衰竭的凶讯。治宜活血通络，补气生脉，用血府逐瘀汤合生脉散：桃仁、红花、当归、生地黄、川芎、赤芍、牛膝、桔梗、柴胡、枳壳、甘草、人参、麦冬、五味子。

五、阵发性心动过速

阵发性心动过速，是指心搏＞150次/min的一种心律失常疾患，为许多心脏器质性疾病的信号，是诸如冠心病、风心病、肺心病、高心病、心肌病、病窦综合征、甲状腺功能亢进等病的征兆。

治疗时，偏火盛的宜镇静清热。用朱砂安神丸：朱砂、黄连、炙甘草、生地黄、当归、灯心草；偏气虚的治宜补气生脉，用生脉饮加味：人参、麦冬、五味子、丹参、朱砂。

六、心律失常危象

真脏脉属死脉，提示脏气衰败，胃气将竭在《黄帝内经》中记载的比较多，其中不少是提示心律失常危象的真脏脉。

（一）急性心力衰竭

心律失常易诱发急性心力衰竭，表现为心源性昏厥、心源性休克、急性脑水肿（喘促气急、端坐呼吸、面白唇紫、咳吐大量血性泡沫痰）。主要由持续性心律失常导致心排血量骤减，是全身脏腑器官缺氧缺血所致。其心源性休克无法纠正，导致心肌损害呈不可逆性，心肌损害反过来又加重心力衰竭，形成恶性循环，从而诱发急性心力衰竭。治疗宜补气通阳，利水化湿，用参附汤合五苓散：人参、附子、桂枝、白术、茯苓、泽泻、猪苓。

（二）房室传导阻滞

此为心肌病变所导致，常为冠心病、心肌炎、风心病、先天性心脏病、中毒（洋地黄中毒）等疾病的严重后果，心搏为28～50次/min。中医属脏竭，会出现中医所称的"屋漏脉"，为胃气将竭的真脏死脉。

治疗宜活血化瘀，补气生脉，用血府逐瘀汤合生脉散：桃仁、红花、当归、生地黄、川芎、赤芍、牛膝、桔梗、柴胡、枳壳、甘草、人参、麦冬、五味子。

（三）心源性晕厥

此为心律失常的常见危象，主要由于心排血量锐减，组织器官灌血不足，缺氧缺血，导致急性循环衰竭，属中医厥脱。由于严重的脑缺血，发生昏厥、紫绀、抽搐甚至死亡，又称为阿斯综合征。

治疗应补气生脉，提神醒脑，用生脉饮加味：人参、麦冬、五味子、丹参、石菖蒲。

（四）心房、室扑动和心房、室颤动凶兆

心房、室扑动和心房、室颤动为严重的心律失常危象，常发生于风湿性心脏瓣膜病、冠心病及心肌炎等心脏器质性损害。属异位性心动过速，起搏点分别在心房或心室，心室率皆在150次/min以上，会出现中医的"釜沸脉""火薪脉"，指脉象浮数至极，如锅里滚开的沸水，亦如燃烧的火焰，无根脚。本病极易发生心搏消失、心排血量全无而死亡。

治疗宜补气生脉，养心安神，用合生脉饮：人参、麦冬、五味子、酸枣仁、熟地黄、丹参。

（五）猝死

严重的心律失常可引起心脏骤停，是心力耗竭的征兆，可致突然死亡。

第六节 胸痹先兆

胸痹，亦为怔忡、心悸产生的主要根源之一，现代医学称之为肺源性心脏病，是由于肺部病变，肺循环阻力增加，肺动脉高压，致右心负荷加重，从而引起右心肥大的疾病，最终导致右心衰竭。此病为常见心脏病之一，尤多见于老年人。肺源性心脏病包括急性肺源性心脏病及慢性肺源性心脏病。其中急性肺源性心脏病极为少见，主要由于肺栓塞（感染性心内膜炎、心房颤动、骨折、气胸等），导致肺循环阻力急剧增高，使右心室负荷突然加重，代偿无力而出现衰竭。临床上常见的为慢性肺源性心脏病，又称肺心病，是我国常见的心脏病。多发生于老年人及农村寒冷地区。该病主要继发于慢性支气管炎、支气管哮喘、硅肺、结核肺等疾病，以后形成阻塞性肺气肿，最终转归为肺心病。本病由于进展缓慢，心功能代偿期较长，临床症状长期被气管炎症状掩盖。待心悸、气急、发绀等心功能代偿不全征兆出现时，则提示已进入肺心病失代偿期。因此，肺心病早期先兆的发现，具有十分重要的价值。

一、胸痹先兆潜证

（一）肝火犯肺先兆潜证

该型性情多急躁易怒，常惹动肝火，上灼肺津，肝火升动致肺失肃降（所谓"木火刑金"），则胸胁闷胀、咳吐不爽、痰干而黏、咽燥舌红、脉数。

阻截治则：应清肝润肺。方予黛蛤散：青黛、海蛤，加贝母、麦冬、沙参、枇杷叶、竹茹、百合、白芍、黄芩、山栀。

（二）阴虚内热先兆潜证

该型多素体消瘦、阴虚火旺、虚火灼津，致肺阴受损，故常呈夜热、盗汗、干咳少痰、舌红少苔、脉细数等症。

阻截治则：应滋阴润燥。方用养阴清肺汤：大生地黄、麦冬、天冬、甘草、玄参、贝母、龟板、牡丹皮、白芍。

（三）肺肾阳虚先兆潜证

该型为先天禀赋不足或后天失养，致肺肾阳虚，症见乏力气短、劳累后咳喘、痰涎清稀、畏寒肢冷、脉沉细、舌胖嫩、苔白腻。

阻截治则：补益肺肾，散寒化痰。方用人参胡桃散：人参、蛤蚧、杏仁、茯苓、法半夏、贝母、胆南星、干姜、甘草。

二、肺心病潜证

肺气肿是肺心病发生的前驱阶段，在长期咳嗽的基础上，逐渐出现呼气延长，劳累后气急，休息时得以缓解，以及偶感胸闷，为早期肺气肿的信号。以后气急逐渐加重至休息也不能缓解，并常感憋气、胸闷、疲惫，则已进入肺气肿的典型阶段，此时肺部体征可出现明显肺气肿征兆，如桶状胸、语颤减弱，叩诊清音、X线检查也可助诊。由于肺部循环阻力的增高出现肺动脉高压，心脏负荷也随之增大，右心室逐渐肥大，即构成肺心病。劳累后出现心悸、气急、发绀为肺心病信号。X线检查可见心界扩大，叩诊亦呈心界扩大。

阻截治则：偏肺寒的呈气短胸闷，咳痰清稀，形寒肢冷，苔白腻舌质淡，脉浮紧或浮数等症，则温肺化痰。方用麻黄附子细辛汤：麻黄、制附子、细辛、胆南星、法半夏、贝母。

偏痰热的症见气阻胸闷、咳吐黏痰、舌红苔黄腻、脉滑数，治则为清肺化痰。方用泻白散加味：桑白皮、地骨皮、紫苏子、葶苈子、杏子、瓜蒌、贝母、黄芩、地龙、竹茹、甘草。

偏心肺阳虚的，呈胸闷心悸，气短喘息，面白唇紫，足肿肢冷，肺细数无力，苔白润，舌青紫，宜益心气回阳、化痰行水。方用真武汤加人参：炮附子、桂枝、白术、茯苓、白芍、生姜、人参。

如挟瘀甚者，症见胸闷憋气，面晦滞舌紫，胁下胀痛。痰夹血丝又当益肺化瘀。方用人参蛤蚧散加化瘀药：人参、蛤蚧、茯苓、杏仁、贝母、知母、桑白皮、甘草、桃仁、红花、泽兰。

三、肺心病凶兆

（一）呼吸衰竭

由于低氧血症（缺氧）和高碳酸血症（二氧化碳潴留），相继出现呼吸性及代谢性酸或碱中毒，导致酸碱平衡紊乱，水盐电解质平衡失调，出现昏迷、发绀、抽泣式呼吸，是呼吸衰竭的凶兆，为肺心病死亡的主要原因之一。

（二）肺性脑病

由高碳酸血症（二氧化碳潴留）引起脑缺氧则为肺性脑病。先兆症为躁动、心烦（为脑麻痹前的兴奋），继而淡漠、嗜睡、昏睡，一旦出现昏迷、抽搐、叹息式呼吸，即为肺性脑病的危象，预后不良，可服至宝丹。

（三）右心衰竭

由于右心长期负荷过重，日久失代偿而致心力衰竭，早期先兆为劳累后气急，心悸加重，休息不能缓解，颈静脉搏动增强，渐之，除心悸、气急加重外，还出现尿少、下肢浮肿、发绀、肝大，则为右心衰竭的典型征兆。X线检查发现心界已扩大，如见表情淡漠或烦躁、肢冷、出冷汗、面色苍白、唇紫、鼻翼动，则为心源性休克的危象，提示心肺衰竭、生命濒危。可用参附汤合五苓散：人参、制附子、桂枝、白术、茯苓、泽泻、猪苓。

第七节　心痹先兆

心痹，主要指风湿性心脏病（简称风心病），在人群中发病率很高，占我国所有心脏病的首位。多发于青少年，与风湿热有密切关系，主要为心脏瓣膜受损害，尤以二尖瓣损害为显著，并与溶血性链球菌感染及扁桃体炎有关。病变的心脏瓣膜由于粘连、脱落，造成瓣膜口狭窄或关闭不全，导致心肌受损，最终引起心力衰竭，对健康的危害极大。

一、风心病先兆潜证

（一）湿热型先兆潜证

该型心痹与感受湿热的关系最大，咽常作痛，扁桃体呈Ⅰ～Ⅱ度肿大，经常患风热型感冒，加之，患者长期居处潮湿之地，故关节经常不适，偶有心前区隐痛。

阻截治则：应清热除湿利咽。方用利咽蠲痹汤：羌活、金银花、连翘、桔梗、玄参、射干、白术、茯苓、威灵仙、牛膝、防己、甘草。

（二）寒湿型先兆潜证

素体单薄，阳气不足，腠理空虚，或居处阴冷之地，致寒湿之邪入侵体内。可见面色苍白，手足常冷，畏寒，天冷即感关节酸痛，动即气促、汗多乏力。进一步发展还易导致心水症。

阻截治则：应温阳益心蠲痹。方予桂枝附子汤加味：桂枝、制附子、白术、茯苓、防己、丹参、砂仁、甘草、黄芪。

二、风心病早期信号

由于心痹的主要病理为瓣膜口狭窄或关闭不全，导致血行受阻，因此"瘀"为本病的主要病理。早期有发热、咽痛、关节痛史，渐出现动则心悸、胸部隐痛。天气变化加重常为本病的早期信号。咽峡炎、扁桃体炎数日后，心前区隐痛，偶感心悸，常为隐性心痹的预兆。

（1）胸闷隐痛，时感憋气，常有气短现象。

（2）心悸怔忡，动则加剧，天气变化明显，为风心病、心脏损害征兆。

（3）关节作痛，并与天气变化有关，关节周围可能产生皮下小节结。

（4）日久失代偿，心衰可出现面白、颧赤、唇紫（二尖瓣面容），疲倦乏力及持续性心悸、怔忡，甚则气喘、咳嗽、水肿。

三、风心病凶兆

（一）心阳暴脱

患者于夜间突然出现端坐呼吸，气喘、憋气、神昏、发绀，并咯吐血性泡沫痰，为心阳暴脱凶兆。现代医学认为，由于二尖瓣狭窄，导致小循环瘀血，引起右心衰竭、急性肺水肿，属心肺失代偿险证。

阻截治则：应回阳固脱通瘀。方用独参汤或参附汤。

（二）水气凌心

心痹患者，心悸气喘逐渐加重，并伴随下肢浮肿，肝大唇紫，为心病及肾，水气凌心凶讯。现代医学认为，上述症状乃由于二尖瓣损害，导致右心负荷加重，日久失于代偿引起体循环瘀血。

阻截治则：应温阳利水，强心益气。方用真武汤加味：附子、干姜、白术、白芍、茯苓、泽泻、桂枝、甘草。

（三）心脉瘀阻

患者出现气喘胸闷，胸痛闷乱，心悸怔忡，憋气唇紫，颈脉动甚，舌质紫、脉涩，为心脉闭阻瘀象，应化瘀通络、益心复脉。如栓子脱落引起肺梗死，则可出现突然气喘、呛咳胸痛、窒息危象。

　　阻截治则：应强心益气，化瘀通络。方予血府逐瘀汤加人参桂枝：桃仁、红花、当归、生地黄、川芎、赤芍、牛膝、桔梗、柴胡、枳壳、甘草、人参、桂枝。

第四章　肝系病先兆

　　肝系病包括眩晕、中风、郁病、黄疸、痉病、颤病等疾病。其中，中风对人类的威胁最大，随着人们生活水平的提高及饮食结构的改变，中风的发病率日益增高，其死亡率跃居前三位。另外，由于情志因素的复杂性，肝系病中的郁证、眩晕的发生率亦猛增，因此对肝系病的预测具有重要的实践意义。

第一节　眩晕先兆

　　眩晕是临床上的常见疾病，包括动脉粥样硬化。高血压出现眩晕的症状主要分为虚性眩晕及实性眩晕两大类。虚性眩晕包括肾精不足、气血亏虚，故张景岳曰："无虚不作眩。"实性眩晕指肝阳上亢，与肝肾的关系最大，如《素问·至真要大论》曰"诸风掉眩，皆属于肝"，《素问·五藏生成》曰"徇蒙招尤（头晕目眩）……下实（肝肾）上虚"，而痰浊中阻、瘀血内结则为虚实夹杂性眩晕，尤与风火痰瘀密切相关。故前贤有"无痰不作眩"（元代朱丹溪），"血瘀致眩"（明代虞搏），风火致眩"风火兼属阳……两动相搏，则为之眩转"（刘河间）之说。

一、动脉粥样硬化先兆

　　现代医学认为，动脉粥样硬化是由于脂质代谢异常，沉着于动脉管壁引起管壁增生硬化的一种全身性疾病。常发生于家族性肥胖及从事紧张工作的人，或素有高血压、糖尿病、高脂血症等疾病的人。主要为内源性脂质增高，与遗传密切相关，从少年儿童期病变即已开始。

二、脑动脉硬化先兆

脑动脉硬化是动脉硬化中较常见的内脏损害，由于脑动脉硬化、变窄、变脆，故主要病理为脑缺血。脑动脉硬化先兆为健忘，尤其是人名遗忘，为脑动脉硬化的最早信号。渐之则出现头昏、头痛、用脑后易疲劳等脑动脉硬化征兆。中医属痰瘀阻络，为精气不能上荣于脑所致。

阻截治则：应豁痰化瘀。方用涤痰汤合血府逐瘀汤加减：陈皮、法半夏、贝母、白术、茯苓、山楂、丹参、竹茹、桃仁、红花等。

三、脑血栓形成先兆

脑血栓形成又称动脉硬化性脑梗死，为脑卒中之一，属缺血性中风，是脑动脉粥样硬化的进一步发展，最终导致脑动脉由狭窄变为闭塞。

先兆证为眩晕，一侧肢麻、口角扯撮等肝风内动证。由于管腔日愈狭窄，出现短暂的脑局部缺血，引起神经功能缺失，如一过性失语、失明、一侧感觉障碍等，是脑血栓形成的信号。具体为单眼失明、对侧偏瘫，多是颈内动脉血栓形成的信号，而出现眩晕、语言障碍、对侧感觉、运动障碍，则为椎基底动脉血栓形成的先兆。

阻截治则：脑血栓形成多为痰瘀合邪。治疗宜益气除痰，化瘀为治。可用补阳还五汤：黄芪、当归、赤芍、地龙、川芎、红花、桃仁、三七、炙水蛭等。

脑血栓形成严重者，由于脑长期供血不足，可形成脑萎缩现象，出现痴呆、幼稚或"返老还童"等类衰老征兆。如管腔由高度狭窄发展为完全闭塞或大部分闭塞，则可出现昏迷、脑神经功能障碍甚至死亡，为脑梗死导致脑水肿、软化甚至液化的凶兆，预后极差。

四、脑出血先兆

脑出血又称出血性脑卒中，是脑血管动脉硬化导致脑血管破裂的危重疾病。高血压是主要诱因，先兆症为眩晕，指、趾麻，一过性失语，口角撮动等，一旦发生中风，则出现剧烈头痛、昏迷、潮式呼吸（鼾声）等。

五、肾动脉粥样硬化先兆

肾动脉粥样硬化，是由于肾动脉管腔变窄引起肾性高血压，严重时可形成肾动脉血栓。由于肾急性缺血，可产生肾区疼痛、尿闭症及尿中毒等危象。

六、冠状动脉粥样硬化先兆（见真心痛）

第二节 高血压先兆

一、眩晕

为高血压的主要征兆。多发生于40岁以上。本病与遗传、精神因素、内分泌失调及肾病都有很大关系，主要病理为全身细小动脉痉挛、变硬、狭窄，常并发动脉粥样硬化，并容易导致心、脑、肾、肺等重要器官的病变。

高血压属中医眩晕、肝阳、肝风范畴，尤与肝肾的关系最为密切，因水生木，高血压与水不涵木有关，多属下虚上实。下虚指肝肾阴虚，上实为肝阳上亢，也有为单纯的肝阳上亢型，后期可演变为阴阳两虚。

高血压多发生于肥胖体质，故先兆证常呈现肝肾阴虚型，症见形体肥胖、面赤、急躁易怒、两目干涩、耳鸣腰酸、虚热内蒸、盗汗、脉滑舌红。

阻截治则：应滋水涵木，益阴柔肝。方用一贯煎加减：生地黄、熟地黄、沙参、麦冬、山茱萸、牡丹皮、茯苓、泽泻、山药、枸杞子、菊花。

如肝肾阴虚继续发展，肝阳失潜即有肝阳上亢、血压升高的趋势，出现一过性头重足轻及一过性目眩。或持续出现头晕头胀、面红目赤、烦躁易怒、耳鸣脉眩，则为肝阳上亢的典型征兆，血压多较高。治疗以养阴平肝、潜阳息风为原则。偏热的用天麻钩藤饮：天麻、钩藤、石决明、山栀、黄芩、川牛膝、杜仲、益母草、桑寄生、夜交藤、朱茯神。偏阴虚的用镇肝息风汤：怀牛膝、生赭石、生龙骨、生牡蛎、生龟板、生杭芍、玄参、天冬、川楝子、生麦芽、绵茵陈、甘草。

二、脑血管意外

主要是脑出血，属中医的中风范畴，其征兆为剧烈头痛、呕吐、旋即昏迷、潮氏呼吸、面色潮红、大小便失禁。其症状根据出血部位不同而有不同表现：属实（闭证）的见牙关紧闭、两手握固、口噤不开、二便闭结；属虚（脱证）的见目合口张、鼻鼾息微、手撒、遗尿。闭证又以寒热表现而分阳闭（面赤身热、口臭气粗、烦躁骚扰、舌苔黄腻、脉弦滑）和阴闭（面白唇暗、四肢发凉、静卧不烦、苔白滑腻、脉象沉滑）。《金匮要略》则分为中脏腑及中经络："邪在于络，肌肤不仁；邪在于经，即重不胜；邪入于腑，即不识人；邪入于脏，舌即难言，口吐涎。"中风属高血压常见凶象，尤其是中风脱证，为元气衰微，阴阳离决，及阴竭于下、孤阳上越之疾，有暴脱之虞，预后极为不良。

三、高血压危象

是由于情绪波动、寒温变化或紧张劳累等因素，诱致周围细小动脉发生一过性强烈痉挛，引起血压尤其是收缩压突然升高，为高血压危象。症见突然兴奋、头痛、眩晕、潮热面赤、恶心气急，甚至突然一过性失语、失明，严重者可引起肾、肺等内脏损害，甚至发展为高血压脑病。中医属风阳上扰，急宜平肝息风，方用羚羊角汤或服安宫牛黄丸。

四、高血压脑病

高血压脑病为高血压危象的进一步发展，是脑细小动脉发生持续性的强烈痉挛，引起血压（尤其是舒张压）急剧升高，致颅内压升高的病变。症见突然发生持续性剧烈头痛、恶心呕吐、烦躁不安、意识不清、视力突然丧失。中医属肝阳上亢、肝风内动，宜急予平肝息风、潜阳为治，方用羚羊角汤或紫雪丹开窍醒脑救急。

五、恶性高血压

恶性高血压属急进型高血压，舒张压急剧升高至17kpa（130mmHg）以上，易危害心、脑、肾，引起中风，且心、肾也极易导致衰竭，预后往往不良，眼底视网膜多有明显病变。

中医属肝阳妄动、肝风翕张，非镇肝泻火潜阳息风不能救急。方用羚羊角汤，如便闭酌加生大黄，面红目赤加生石膏，痰涎上涌加竹沥，头晕胀、鼻衄加犀牛角（水牛角代），抽搐加全蝎、僵蚕。

六、高心病合并心衰凶兆

长期高血压由于细小动脉痉挛，逐渐变硬，甚至变狭窄，导致周围循环阻力不断增加，使心脏（首先是左心室）负荷增加，日久心脏呈代偿性肥大，于是形成高血压性心脏病。平日常感心悸、气喘，劳累后加重，夜间可突然发生阵发性呼吸困难、喘咳心悸，但经端坐呼吸可缓解。代偿超过一定限度即发生心力衰竭，尤其是夜间突然持续的呼吸困难，端坐呼吸不能缓解，心悸喘促加重，面晦唇紫，并咯吐大量血性泡沫痰，则为左心衰竭的征兆。中医属心气暴脱，须紧急抢救，抢救原则为强心固脱，可予独参汤，酌加山茱萸、龙骨。

七、高血压并肾衰

高血压对肾的损害是十分严重的，由于肾细小动脉硬化变窄，肾缺血缺氧而萎缩、变性，逐渐导致肾功能不全，如嗜睡、尿少、浮肿、恶心、蛋白尿为肾衰尿毒症的凶兆。中医谓之关格，为浊毒上干、清阳不升之证，近代用《千金方》中的温脾汤（大黄、附子、干姜、甘草）。

八、高血压并急性肺水肿

心源性急性肺水肿常出现在高血压性心脏病急性左心衰竭阶段，由于肺循环高度瘀血，肺内血管与组织之间液体交换功能紊乱，使肺部含水量增大，致肺泡水肿。以呼吸困难、发绀、皮肤苍白、湿冷、咯大量血性泡沫痰为特征，最终可导致呼吸循环衰竭而死亡。中医属肺气暴脱，急宜益气固脱，用独参汤加龙骨、牡蛎，肢厥畏寒者酌加附子回阳。

第三节　中　风

中风，即"卒中"，又名偏枯、击仆、大厥、薄厥，还包括瘖痱，如《灵枢·刺节真邪》曰"虚邪偏客于身半，其入深，内居荣卫，荣卫稍衰，则真气去，邪气独留，发为偏枯"，《素问·生气通无论》曰"阳气者，大怒则形气绝，而血菀于上，使人薄厥"，《素问·调经论》曰"血之与气，并走于上，则为大厥，厥则暴死"。主要见证为猝然昏仆，后遗口眼㖞斜、半身不遂等症或无昏仆仅见半身不遂、口眼㖞斜等，因其来势凶猛，后患无穷，如大风吹倒楼厦，故名中风。中风产生机制为素体肥腴、膏粱厚味致痰湿内生；或七情失节、忧思恼怒、郁而化火或将息失调，纵欲房劳致阴虚阳亢。总因脏腑阴阳失调，气血逆乱或湿浊内生，痰瘀互结所致。中风相当于现代医学的脑卒中，亦即脑血管意外，包括脑出血性及脑缺血性两类疾病，脑出血性疾病分为脑出血和蛛网膜下腔出血，脑缺血性疾病则有脑血栓形成和脑栓塞。

一、中风先兆潜证

中风与肝肾及痰瘀的关系最大，与风火痰瘀皆密切相关，然却以内虚为本，故《灵枢·刺节真邪》曰："虚邪偏客于身半，其入深，内居荣卫，荣卫稍衰，则真气去，邪气独留，发为偏枯。"中国医学对中风病机的认识，是从"外风"到"内虚邪中"，再到"非风"，实际上是中风病机学的发展过程。因此，其先兆潜证以肝肾阴虚潜证及痰浊瘀阻潜证为常见。

（一）肝肾阴虚潜证

肝木赖肾水的滋养，如肾阴虚水不涵木，则易导致肾阴下亏，肝火上亢，该型常为"中脏腑"（出血性脑血管意外）的远期潜证，即形体偏瘦、头痛眩晕、耳鸣目糊、夜热盗汗、腰酸膝软、咽干颧红、舌质偏红、脉弦细等。

阻截治则：应滋水涵木、柔肝息风。方用镇肝息风汤：怀牛膝、生赭石、生龟板、生龙骨、生牡蛎、生杭芍、玄参、天冬、川楝子、生麦芽、甘草。

（二）痰浊瘀阻潜证

痰浊瘀阻证与痰瘀互结证不同，前者病机以痰为主，后者则以瘀为要。作为中风潜证的痰浊瘀阻型，是以痰浊挟瘀为患，痰为病根，瘀为继发性病因，并且多为内源性痰浊，症见形体肥胖、头晕目眩、痰多涎黏、脉弦滑、舌苔腻等。

阻截治则：应豁痰逐瘀、平肝化浊。方用导痰汤：半夏、陈皮、茯苓、甘草、枳实、南星，加生龙骨、生牡蛎、泽泻、荷叶、山楂等化痰去脂浊药。

（三）气虚血瘀潜证

气虚血瘀是中风的主要潜证之一，内虚是中风之本。清代王清任《医林改错》提出了中风的气虚血瘀机制，并立著名的补阳还五汤治疗。实践中，气虚血瘀潜证确也较多，尤其为中风"中经络"（缺血性脑血管意外）的远期潜证，即表现为头昏乏力、健忘失眠、肢软指麻、脉象沉涩、舌质偏暗有瘀点等。

阻截治则：应益气化韧。方用王清任的补阳还五汤：黄芪、当归、赤芍、地龙、川芎、桃仁、红花。

二、中风先兆

（一）远期先兆

1.记忆障碍

以健忘、记忆力减退、注意力不集中为远期先兆特征，并以近期遗忘，尤其以人的姓名遗忘为甚，但理解力及远期记忆力良好。其产生机制为痰瘀阻络，导致脑髓空虚、脑脉气血不运。主要为颈内动脉供血不良，造成大脑皮层额叶慢性缺血缺氧。

2.感觉异常

以肢麻尤其是指麻为最常见，有的形成头皮麻木，病机为痰瘀阻络，气血失运所致，主要系大脑中动脉供血不良的缘故。

3.异常动作

以头摇、肌肉瞤动、口角撮动、下眼皮跳为常见，产生机制为风阳上扰、肝风欲动，即所谓"诸风掉眩，皆属于肝"。

脑部血液的供应由颈内动脉及椎动脉完成，颈内动脉的第二分支——大脑中动脉，主要供养大脑皮质，故健忘、记忆力减退、一过性失语、失明皆与大脑中动脉硬化、管腔狭窄有关，而眩晕等则是由椎基动脉硬化小脑供血不良引起的。

上述症状属中风远期先兆，可先露于脑卒中前数月至数年。金代刘完素曾提出，中风的远期先兆为三年。其曰"故中风者，俱有先兆之证，凡人如觉拇指及次指麻木不仁，或手足不用，或肌肉蠕动者，三年内必有大风之至"，颇有实践意义。

（二）近期先兆

1.眩晕、头昏

这是中风常见的先兆之一，其机制为痰浊上壅，瘀阻脉络，或上盛下虚、肝风欲动。

2.一过性失语、失明、神志丧失

这是脑络高度瘀阻致脑海失养之故。现代医学认为，可因供养脑血液的颈内动脉、大脑中动脉硬化，管腔高度狭窄，或血管收缩，致大脑皮质短暂性缺血而出现上述症状。

上述近期先兆可发生于中风前数日至数月。

（三）前夕先兆

1.嗜睡、迷糊

精神萎靡、昏昏欲睡，这是脑络高度瘀阻、血行失运之故。现代医学认为，这是椎底动脉管腔狭窄、供血不良所致，为脑血栓形成前期先兆，这是中风的较近先兆，多出现于缺血性脑出血之前。

2.头痛、恶心、眩晕

头痛由不定性变为持续性，部位亦由不定变为固定。有的比较剧烈，甚至产生恶心、眩晕，此系肝阳上亢，肝风升动，上扰清空，乃祸不旋踵之兆，为出血性脑卒中的信号，此系脑血管高压，管壁紧张之极，脑血管破裂的前兆。

3.频发肢麻、行走跌半

这是由脑络高度瘀阻、气血不运，远端供血不良所致，常出现于缺血性脑卒中、脑血栓形成的前夕。

上述先兆可发生于中风前数小时至数日。

三、中风先兆特点

（一）肝风内动症

风性动摇，风性向上，中风卒中一病，多由肝阳翕张、阳化风动所致，故先兆证的表现必然以肝风的特点为主，如眩晕、头摇、肢指麻木、头皮发痒等。《素问·至真要大论》指出"诸风掉眩，皆属于肝"，由于肝经循行上至头部，肝阳妄动不横窜，经络便上冲巅顶，因此中风先兆多发生于头部及肢体等部位。

（二）痰瘀阻络

中风的病理之一是痰瘀阻络、脑络受阻，其特点为血行不运，脑髓失去濡养，可出现善忘、喜眠、精神萎靡、眩晕、肢麻等。

先兆时间可由发病前数秒到发病前二十年不等，时间差距很大。

（三）中经络先兆

主要系脑缺血，多为脑血栓形成所致。由于椎体交叉，先兆症表现在同侧头面五官及对侧肢体躯干，主要症状如下。

（1）同侧头部因慢性缺血而隐隐作痛，或伴有同侧头发早白、脱发、同侧耳鸣、面痒、同侧眼累。

（2）对侧肢体因慢性供血不良而发麻、肉胭、抽掣、行动不灵。

（3）健忘、注意力涣散，喜哭善悲，亦因慢性脑髓失养所致。

上述症状为中经络先兆，所谓"中经络"，正如《金匮要略》所言："邪在于络，肌肤不仁，邪在于经，即重不胜。"因发病多言语不乱，中经络先兆也多表现为肢体发麻，很少有一过性失语、意识丧失。

（四）中脏腑先兆

主要为脑出血，多为动脉硬化、高血压引起脑血管破裂而致。其先兆表现多为血管壁弹性减弱、管壁紧张度太高，或管壁痉挛引起脑部充血、脑血行郁滞。其先兆表现如下。

（1）头胀痛或伴眩晕、耳鸣：可出现于全头或一侧。每于情绪激动或工作紧张、过度劳累诱发。

（2）手颤、头摇、口角掣扯：亦为脑出血的先兆，主要为脑血管舒缩减弱，致神经营养功能障碍。

（3）脾气暴躁、易怒、易激动：皆为出血性脑卒中的先兆，因每诱发肝气上逆、风阳上扰。

（4）面赤目红：面赤为气血上冲，目红为肝火过盛，皆为出血性脑卒中的信号之一。

（5）大便秘结：为腑气不通、热闭于内、肝火欲动之兆，故肝阳上亢者，每有大便秘结之先兆。

以上诸证为脑出血性卒中，来势凶猛，每伴神志丧失不能言语，正如《金匮要略》所言"邪入于腑，即不识人；邪入于脏，舌即难言，口吐涎"，所以多为中脏腑。中脏腑先兆多有一过性失语、失明、意识丧失，中医称为"小中风"，小中风频发即有患大中风的可能。

四、中风先兆的防治

对中风先兆的处理，中经络先兆与中脏腑先兆的处理各不相同。

（一）中经络先兆防治

中经络先兆多为缺血性脑卒中前驱证，以痰瘀阻络为主要病机，出现先兆证时应化痰通络。因为是内源性痰浊，故通过调整脏腑阴阳，消除内源性浊痰产生的根源，截断脏腑虚实与风、火、痰、浊之间的病理因果关系，是化痰浊的根本大法。

阻截治则：缺血性中风先兆的主要治疗原则为化瘀通络，豁痰泻浊。因脑血栓形成主要为脉瘀，导致脉瘀的机制为气血的清浊滑涩异常，血浊发展为血瘀，解决的根本方法在于化瘀，包括行气、豁痰及泻浊等。可采用泽泻汤、减肥饮、温胆汤等。

脑动脉硬化者，大多体质肥胖、食欲旺盛，其特点为肝脾失调，笔者将其机制称为"脾旺肝弱"。因为脾旺致肝木受抑，肝木被郁不能疏土，土失布运致浊阴不降，痰浊内生，故治疗当抑脾舒肝，运浊化痰。《黄帝内经》曰

"诸湿肿满，皆属于脾"正可说明。方用防风通圣散，或减肥饮：白术、茯苓、陈皮、黄连、小枣、荷叶、竹茹、白矾（分冲）。

脑血栓的治疗原则为化瘀通络，豁痰泻浊，以血府逐瘀汤合温胆汤加减。

（二）中脏腑先兆防治

中脏腑先兆多属出血性脑卒中，如为脑出血前驱伴高血压者，多有肝阳上亢、内风欲越之证。出现先兆证后，急应滋水涵木、平肝潜阳并兼以豁痰息风，多能避免或延缓中风的来临。可酌用镇肝息风汤：怀牛膝、生赭石、生龙骨、生牡蛎、生龟板、生杭芍、玄参、天冬、川楝子、生麦芽、绵茵陈、甘草。

（三）生活调养及体育锻炼

发现中风先兆后，除配合药物治疗，还应立即注意调摄生活起居及控制体重，劳逸结合，切不可连续做紧张的工作，一定要让血管紧张度降低，要保证充足的睡眠，心情要乐观愉快，生活起居必须轻松协调。

体育锻炼尤其是慢跑，能降低胆固醇，对延缓动脉硬化，调整血压颇为有效，是防治中风的积极措施。

（四）配合现代检查

针对动脉硬化，中医切诊很有价值，笔者长期观察，注意到寸口脉的硬度对动脉硬化的发展颇有观察价值。脉管硬者，血脂几乎长年偏高，通过一定的防治后，寸口脉的硬度可得到相应改善。

出现中风先兆后，除用中医传统的望、闻、问、切加强观察外，还应积极配合现代科学及现代医学手段进行检查。如血脂分析（实验室）、血清脂蛋白电泳图、心电图、X线、超声波、脑电图等检查，看有无动脉硬化、冠心病等。

（五）饮食管理

饮食管理是防治中风的重要步骤，出现中风先兆的患者往往都有动脉硬化、血脂及胆固醇偏高，因此，控制每日饮食的总热量及采用低胆固醇、低糖和低脂饮食是非常重要的。由于中风先兆患者多食欲亢进，不科学管理饮食将使中风的防治失败。

（1）β-脂蛋白高，合并胆固醇高：膳食管理应低脂、低胆固醇。

（2）甘油三酯高，不伴胆固醇高：膳食管理当限制糖及总热量，胆固醇不限制。

（3）胆固醇高，伴血脂升高：以限制胆固醇食物为主，脂肪可较少受限制。

每日脂肪控制在50g以内，糖250g以内（不吃单糖），胆固醇限制在300mg以内，总热量为每千克体重104.5~125.4J（25~30cal）。

（六）降脂中药

可以服防己黄芪汤加泽泻、山楂、竹茹、何首乌、柏子仁、薏苡仁、荷叶。

（七）降脂食物

可食用绿豆、黄豆、芹菜、荠菜、西瓜、冬瓜、黑芝麻。

第四节 黄疸先兆

黄疸，指面目及全身肌肤黄染及小便黄赤的疾病。包括的范围很广，诸如现代医学的病毒性肝炎、肝硬化、肝癌、胆道梗阻性黄疸、溶血性黄疸、胆石症、胆囊炎、胆管炎、胆囊癌等。本节重点讨论病毒性肝炎、肝硬化、胆囊炎等病的先兆。

一、黄疸先兆潜证

（一）湿热内蕴先兆潜证

如出现面赤、肤黄、溺黄赤、发热口渴，则为阳黄的典型征兆，包括现代医学的病毒性肝炎、中毒性肝炎、急性胆道感染及溶血性黄疸、胆石症等疾患。多由于酒食不节损伤脾胃，致运化失职、湿浊内生。日久郁而化热；或感受湿热之邪，湿热交炽、蕴蒸脾胃，内伏于肝胆。可见脘闷恶心、口苦纳呆、胁肋不舒、大便黏臭、尿短赤、舌苔黄腻、脉濡数等症。其中，偶见一二，便具先兆意义。

阻截治则：应清热除湿，舒肝健脾。方用丹栀逍遥散：牡丹皮、山栀子、柴胡、黄芩、白芍、薄荷、茯苓、当归、白术、生姜、甘草。或用茵陈蒿汤：茵陈蒿、栀子、大黄、白术、茯苓。

（二）寒湿阻遏先兆潜证型

该证主要为阴黄的先兆潜证，为素禀脾气不足，或后天损伤，或寒邪内袭太阴，由于寒湿郁滞脾胃，致脾阳不振、运化失职，使得湿浊不化，壅滞肝胆。可见口黏纳呆、呕恶涎多、脘闷腹胀、大便不实、舌质淡、苔白腻、脉象濡缓等症。

阻截治则：应健脾调肝，温化寒湿。方用六君子汤：党参、白术、茯苓、法半夏、陈皮、甘草、藿香、佛手。若见面色晦黄，则已为阴黄征兆，主要包括慢性肝炎复发、肝硬化黄疸、肝癌等疾病。加回阳退黄之品，方用茵陈术附汤：茵陈、制附子、白术、干姜、甘草。

二、病毒性肝炎先兆

病毒性肝炎，是感染肝炎病毒致肝细胞损害的疾病，是现代对人类威胁最大的多发病、常见病之一。分为甲型（短潜伏期）、乙型（长潜伏期及同种血清型）及非甲非乙型三类。全世界有近2亿人罹患此病，对人类的危害极大，尤其该病易迁延，10%可转化为慢性肝炎，1%～2%还可转变为肝硬化，少数甚至会发生癌变。

（一）急性肝炎先兆

1.无黄疸型肝炎先兆

无黄疸型肝炎，由于肌肤无黄染并且自觉症状不明显，无论对本身还是从流行病学的角度来看，其危害性都是非常大的，因此对本病先兆规律的捕捉更具有重大意义。

无黄疸型肝炎症状虽不显露，但病机多为湿热蕴脾，故先兆潜证主要为湿热内蕴、肝脾失和型，但症状不明显，仅偶见恶心、食欲减退、苔腻等症。近期先兆虽有乏力、恶心、厌油、食欲减退等，但无特异意义。如伴有肝区不适或隐痛，则先兆价值增大。

阻截治则：应清热除湿，舒肝和胃。方用逍遥散加味：柴胡、白芍、茯苓、白术、薄荷、当归、生姜，甘草、广藿香、豆蔻等。

2.黄疸型肝炎先兆

黄疸型肝炎除食欲不振、恶心、乏力，与无黄疸型肝炎先兆相同之外，尿色加深是其主要征兆，待目黄及肝区隐痛出现时，已为典型征兆。

（1）湿热蕴脾先兆潜证：症见乏力、厌油、食欲减退、恶心、腹胀、尿黄、苔腻、脉濡数。持续一周左右，此型约占黄疸型肝炎患者的1/2以上。

阻截治则：应清热除湿，化浊利胆。方用四逆散合茵陈蒿汤：柴胡、白芍、枳实、板蓝根、大青叶、溪黄草、茵陈蒿、大黄、栀子等。

（2）风热袭卫先兆潜证：症见发热、头痛、鼻咽不适、身痛、食欲减退、乏力、脉浮数、苔薄黄等，此型约占黄疸型肝炎的1/4以上。

阻截治则：应疏风散热，舒肝利胆。方用银翘散：金银花、连翘、竹叶、大青叶、荆芥、薄荷、板蓝根、败酱草。

（3）肝胆湿热先兆潜证：症见口苦、胁肋胀、欲呕、尿黄、便秘等，此型约占黄疸型肝炎的1/3。

阻截治则：应清肝利胆，化湿除黄。方用茵陈四苓汤：茵陈、茯苓、猪苓、白术、泽泻、黄芩、虎杖、板蓝根、金钱草等。

（二）急黄先兆

本型发生率为0.2%～0.4%，大部分为黄疸型肝炎。特征为黄疸开始即明显，且迅速加深，呕恶较为突出，并有显著肝臭。

阻截治则：应清热解毒，泻火除黄。方以茵陈蒿汤合黄连解毒汤：茵陈蒿、大黄、栀子、黄芩、黄连、黄柏、板蓝根、大青叶、蒲公英。若热毒深重，症见出血、衄血等，又当清营泄热，解毒救急，急用清瘟败毒饮加减：犀牛角（水牛角代）、生石膏、黄连、栀子、玄参、黄芩、茵陈蒿、板蓝根等。

（三）肝炎凶兆

1.急性肝功能衰竭

急性肝功能衰竭是急性重型肝炎的常见凶兆，主要因肝细胞大量坏死、肝功能严重损害所致。其先兆症始为性格发生改变，情志逐渐变得反常、不稳定，易兴奋激动或抑郁沉默，继而神志异常，甚至精神错乱，此为肝细胞严重损害的信号。待出现昏睡和昏迷时，已进入肝昏迷阶段，处理办法见肝昏迷。此外，黄疸的进行性加深和出血倾向亦是急性肝功能衰竭的凶兆，如继发肾功能衰竭、无尿或少尿、痰质血症、尿毒症，则常死于呼吸衰竭。

急性肝功能衰竭，中医属肝肾阴竭，为热毒久羁、耗损真阴致肝肾精竭之故，症情危笃，应积极抢救。

如见面赤唇红、手足掣动等阴虚风动危象，可予生脉散合大定风珠加减：人参、麦冬、五味子、白芍、阿胶、龟板、干地黄、生牡蛎、生鳖甲、鸡子黄、石菖蒲、远志。

如见面白颧赤、喘促汗出、肢厥痰响等症，为真阴受损、阴损及阳，致真阳不足、下虚上盛之兆，当以黑锡丹温壮下元、镇纳浮阳，以救欲亡之真阳。

如热毒鸱张、盛极动风，见抽搐震扑之凶兆，当急以羚羊钩藤散：羚角（水牛角代）片、霜桑叶、京川贝、鲜生地黄、双钩藤、滁菊花、茯神木、生白芍、淡竹茹、生甘草，可清热息风。

若热毒炽盛、深入血分，扰神动血，见尿血、便血、谵妄狂乱、舌质深绛等凶兆时，当以犀牛角地黄汤：犀牛角（水牛角代）、干地黄、生白芍、牡丹皮，凉血解毒以救欲亡之阴。

2.肝昏迷

急黄极易侵犯中枢神经系统而发生肝昏迷，又称肝性脑病，常继发于急性肝功能衰竭。产生原因为肝解毒能力丧失，体内毒素进入脑部，是急性重型肝炎、晚期肝硬化和晚期肝癌的不良结局。

前期先兆为性格改变，即无故兴奋或抑郁不语，或无故哭笑，是脑组织中毒、肝昏迷的早期信号，应引起高度警惕。继而出现精神病症状，如精神错乱、昼夜颠倒，甚至幻听、幻视等，可视为肝昏迷的中期预兆。待出现谵妄狂言、昏迷不醒及散发出肝臭（烂苹果味，血氨过高致脑细胞严重中毒的信号）时，已是肝昏迷的典型征兆。

阻截治则：肝昏迷，中医属热毒内陷心营，邪闭心包，治宜清营解毒、凉血开窍，急投安宫牛黄丸、紫雪丹、至宝丹以解毒开窍，方用犀牛角（水牛角代）清心饮加板蓝根、虎杖、石菖蒲、牡丹皮。

如痰浊蒙闭、昏愦不语，可用涤痰汤涤痰开窍：半夏、胆星、橘红、枳实、茯苓、人参、菖蒲、竹茹、甘草。

若见面色苍白，肢冷汗凉，鼻鼾息微，神昏口开，二便失禁，则为肝昏迷脱症，当以回阳救脱，急予参附龙牡汤：生晒参、制附片、龙骨、牡蛎。

3.心阳衰脱凶兆

随着病情的发展至心肾之阳耗竭，出现喘息气微、肢冷汗凉、面白唇紫、呼之不应、目合口开、二便失禁、舌淡质青紫、脉微欲绝，则为心肾阳衰脱之危兆，应急救欲亡之阳。方用独参汤或参附龙牡汤：生晒参、附片、龙骨、牡蛎、山茱萸。

三、肝硬化先兆

肝硬化是广泛性、进行性肝实质变性和坏死的疾病。乙型病毒性肝炎发展为结节性肝硬化的比率较高（以我国为最多），其次为酒精中毒（以欧美较多）。由于增生的结缔组织取代了肝细胞，肝功能遭到不可逆的损害。肝硬化的潜伏期较长，以及代偿功能较好，因此可以潜伏较长的时间（长则一二十年），加之肝外症状较多，又缺少特异性，故先兆症的规律较难掌握，但仍有一定的征兆可循。

（一）先兆信号

1.远期潜证

肝硬化属"癥瘕""络阻""瘀血"范畴，为痰瘀阻络的病变。由于气与血至为相关，气行则血行、气滞则血瘀，气滞常为血瘀的前驱，因此，肝硬化的远期潜证常为肝郁气滞证型。可见性情抑郁或急躁、右胁胀痛、善太息、脘腹胀闷、大便不爽、脉弦、苔薄白等症。

2.中期先兆证

主要反映在消化能力的减退方面，如乏力、食欲减退、厌油、恶心、右上腹不适等症。其次为毛细血管扩张征兆，如蜘蛛痣、手掌发红（肝掌）等症，此阶段肝功能尚正常，提示肝代偿功能尚可。

3.近期先兆证

持续性严重乏力为本病近期重要信号，以肝外症状为突出，尤其以内分泌变化（尤为性激素紊乱）为明显。主要为性激素水平的降低、性征和性能力的减退等，诸如男性乳房发育、阳痿，女性阴毛脱落、月经过少等。另外，肝区隐痛和不适，常渐为明显，是该病特异性征兆之一。另外，有出血倾向，如鼻衄、牙龈衄、皮肤紫斑等，亦为肝硬化的征兆之一。待出现面色黧黑、上腹饱胀（肝脾肿大）时，已为本病的典型症状。

（二）治则

应活血化瘀、益气养阴。方用化瘀消癥汤：丹参、赤芍、沙参、黄芪、鳖甲、三棱、莪术、郁金。

（三）肝硬化凶兆

1.肝昏迷

内容见前文。

2.上消化道大量出血

上消化道大量出血，是因食道胃底静脉曲张破裂所致，以吐血及便血为征兆，如《症因脉治》说："内伤吐血……若倾盆大出者，则肝家吐血也。"如患者突然出现面色苍白、头昏视暗、冷汗淋漓、烦躁不安、心悸脉速、四肢厥冷、血压下降，则为气随血脱险象，病情十分危急，宜急予云南白药及独参汤急救，并配合现代医学手段抢救。

3.肝癌

内容见下文。

四、肝癌先兆

肝癌可以是原发性的，也可以由慢性肝炎尤其是慢性乙型肝炎演变而来。肝硬化也会有癌变的可能，因此，早期发现、早期治疗慢性肝炎对预防肝癌具有重要意义。肝癌在中国发病率较高，死亡率仅次于胃癌及肺癌，男性尤多于女性。

肝癌的早期症状缺少特异性，其先兆规律很难掌握，但仍有一定的信号。如厌食，尤其是厌食肉类，肝区胀痛或隐痛，乏力，噩梦，在没有胃、胆疾患的情况下，对上述信号应引起高度警惕。现代医学应用甲胎蛋白测定，对早期发现肝癌具有重大意义。

五、胆囊炎先兆

（一）急性胆囊炎、胆石症先兆

急性胆囊炎、胆石症是发病率较高的疾患，也是急腹症的主要病症之一。急性胆囊炎大多并发有胆石症，但急性胆囊炎在我国主要是细菌感染及蛔虫钻入，并多见于妇女及儿童。

急性胆囊炎发病前，大多有脾胃消化不良的症状，如食欲不振、厌油、腹胀等症，但无特异性意义。饱餐及进肥甘油腻饮食后右胁不适，或右肩胛部隐痛，为慢性胆囊疾患及胆石症的信号，如发现上述预兆，进一步做超声波检查，可以很快确诊。

在慢性胆囊炎及胆石症频发的情况下，应警惕引起急性胆囊炎的可能。如见低热、右上腹痛、厌油，则往往是胆囊炎的前奏。若出现胆区疼痛逐渐加剧、寒战、高热，甚至黄疸，则已为急性胆囊炎的典型征兆，应按急腹症处理。

（二）慢性胆囊炎先兆

慢性胆囊炎属"胁痛""黄疸"范畴，主要病机为木不疏土。常由于肝郁不疏、胆汁不降，导致脾土壅滞，脾运失司。

1.肝郁气滞先兆潜证

此型潜证主要为情志不畅、气机郁滞，导致胆气不行、胆汁内壅。症见精神忧郁寡欢，右胁常有饱闷感，并于食油腻后加重，脉弦滑，苔腻。

阻截治则：宜疏肝顺气。方用逍遥散：柴胡、当归、白芍、薄荷、茯苓、白术、生姜、甘草。

2.肝胆湿热先兆潜证

该型由于嗜好肥甘、饮食不节，或感受湿热之邪，致湿热蕴结肝胆、胆失疏泄。日久渐见胸闷纳呆、脘痞胁胀、大便不爽、小便黄短、苔腻脉濡等症。

阻截治则：宜清热利湿、疏肝利胆。方用清胆汤：黄芩、茯苓、法半夏、枳实、郁金、竹茹、蒲公英、虎杖、车前子。

第五章　脾系病先兆

　　脾主运化，主水谷精微的敷布，故脾系病主要包括水谷精微运化失调的疾病。如痰饮、消渴、呕吐、反胃、反酸、泄泻、噎膈、呃逆、便秘、胃痛、腹痛、痞满、狐惑病等疾病，其中，痰饮、消渴、噎膈等是极为常见的脾系疾患。脾胃为后天之本，关系着人体脏腑的盛衰，又因脾胃疾患较多，发病率也很高，故对脾胃系疾病先兆规律的探索很有实践价值。

第一节　痰饮先兆

　　痰饮是指津液运化失职，潴留于体内的一类病证。包括痰饮、溢饮、悬饮、支饮四类，以及留饮、伏饮。

　　痰饮与肺脾肾的关系最大，因肺主通调水道，脾主运化，转输津液，而肾为水脏、起蒸水化气的作用，又对脾肺有温煦功能，故肺、脾、肾三脏气化职能失司是产生痰饮的主要根源。其中，与脾肺的关系尤为直接，如脾阳虚，水液失于健运，必致停积为饮，肺失通调敷布则水走肠间。

　　痰饮为患甚广，包括的疾病亦较多，尤对脾肺的侵害为大，病位主要在肺、大肠及脾胃，包括现代医学的慢性支气管炎、肠胃功能紊乱、哮喘、胸膜炎、慢性胃炎、幽门不全梗阻、不完全性肠梗阻、慢性肠炎等，说明痰饮一类疾病对人体的危害较大，探索其先兆规律是十分必要的。

（一）痰饮先兆

痰饮为脾肾阳虚所致，平素多呈脾肾阳虚潜证，即有面色白、形寒肢冷、腹凉作痛、尿清便稀、舌质淡胖、脉沉迟等症。

阻截治则：饮病本为虚寒湿，故总的治则为"以温药和之"，温肾健脾、化痰除湿是其主要原则。偏于脾虚者用苓桂术甘汤，偏于肾虚者用金匮肾气丸或真武汤，其余支饮、溢饮、悬饮，多为虚实挟杂，治疗原则又当逐饮驱邪兼顾护正气。

（二）美尼尔氏病先兆

美尼尔氏病属于痰饮眩晕，《金匮要略》记载为泽泻汤证，即"心下有支饮，其人苦冒眩，泽泻汤主之"。产生根源在于脾湿生痰，中州受阻，清浊相干。该病平素多呈脾虚痰湿先兆潜证，即素有食少纳呆、脘痞泛恶、乏力体困、身重肢倦、苔白腻、舌质淡、脉濡缓等症。继则出现眩转、眼颤、耳鸣等典型征兆。现代医学认为，这是由内耳迷路炎症、中毒、迷路血循环障碍、渗出液过多所致，严重者每周可有数次发作，直至迷路功能完全损坏，听力丧失。

阻截治则：宜化痰除湿。方用温胆汤加减：枳实、竹茹、茯苓、陈皮、泽泻、白术、党参、天麻、钩藤、荷叶。

（三）痰饮凶兆

1.痰饮凌心

痰饮凌心为痰饮凶兆，表现为心悸、胸闷、缩窄感、气短等症。唇绀、喘促、脉微为不良预兆，相当于现代医学的心包炎、心包腔积液。由于急性心包炎、心包渗液大量增加，限制了心脏的扩张，使心室舒张期充盈减少、心搏量降低，导致心排血量降低，严重时可产生循环衰竭、休克，病势凶险，预后不良。

2.痰饮射肺

痰饮射肺亦为痰饮凶光之一，表现为喘咳、心悸、胸闷，相当于现代医学的胸腔积液，引起肺不张，常因血行播散性肺结核所致，胸腔积液过多，甚至可引起端坐呼吸、发绀等症，病情十分危急。

3.痰饮干脑

亦为痰饮凶兆，为痰饮上犯于脑，可见眩晕、昏冒、头胀痛、呕吐等症，预后不良。相当于现代医学的脑积水、蛛网膜下腔积液、脑脊液循环障碍等，由颅内疾患（炎症、出血、肿瘤、外伤出血）引起脑脊液循环受阻，吸收障碍或分泌过多，使脑室积水或蛛网膜下腔积液，导致颅内压增高，病势危重，需要及时抢救。

第二节　消渴病先兆

消渴是一种以多饮、多食、多尿及尿甜为特征的消耗性疾病，主要见口渴引饮、消谷善饥、尿频量多和甜尿、脂尿。现代医学称为糖尿病，其病机可分为胰源性、内分泌源性及肾动脉源性三种。其中，胰源性糖尿是由于胰腺炎症、肿瘤、手术损伤导致胰腺损坏，胰岛素分泌减少。内分泌源性则包括垂体、肾上腺、甲状腺功能障碍或医源性内分泌紊乱，导致胰岛素需要量增加，因为垂体前叶激素和肾上腺皮质激素都具有对抗胰岛素的作用。上述胰源性使胰岛素绝对减少，而内分泌源性则引起胰岛素相对减少，但无论是绝对的还是相对的，都会引起碳水化合物代谢障碍，使组织利用葡萄糖的能力和肝糖原的形成减弱和减少，最终导致血糖浓度持续升高，血糖超过肾阈而产生尿糖。以上为高血糖性糖尿，其中，胰源性为原发性，有一定的家族遗传性，而内分泌性则为继发性，前者多存在隐性糖尿。此外，由于肾炎、肾病，肾功能受到损害，致肾小管重吸收功能减弱，从而肾糖阈降低，所致糖尿则为血糖正常性糖尿。其他尚可见暂时性血糖过高性糖尿，如中枢神经性糖尿（可见于脑卒中、脑外伤、脑肿瘤或麻醉时），还有饥饿性糖尿、大量食糖后糖尿等。另外，对于肾小球硬化症和肾小动脉硬化症导致的肾小球滤过率降低，肾糖阈增高，此种情况出现高血糖而无糖尿。

一、肺燥先兆潜证

该型患者，由于感受燥邪、咳痰伤津，或胃火灼肺，或由于心火移肺，使肺阴受损、肺津不布，致人体失濡。失濡则燥，"燥胜则干"。故素日可见口干舌燥，时干咳少痰，大便较干，舌苔薄，少津，脉数，则为上消。

阻截治则：宜养阴润肺保津。方用养阴清肺汤：大生地黄、麦冬、生草、玄参、干葛、贝母、牡丹皮、炒白芍、天冬等。如迁延失治，日久肺失治节之权，上不能布津，下不能制水，则水液下趋。发展下去，出现口渴引饮，则成为饮多尿多的上消典型征兆。皮肤干、咽干是上消的特征，治用人参白虎汤：人参、生石膏、知母、甘草、粳米、麦冬、淡竹叶，以清热泻火，生津止渴。

二、胃热先兆潜证

该型系因平素恣食肥甘香热之品，使阳明积热，消灼津液，耗伤精气，致脾胃运化失职。故常感饥饿能食，大便秘结，小便短热，苔黄燥，脉洪数，为中消。

阻截治则：宜泻胃热保津液。方用调胃承气汤合增液汤：大黄、芒硝、甘草、玄参、麦冬、细生地黄。

三、肾精不足先兆潜证

思虑劳神或情志不节致肾阴暗耗，或房劳纵欲，致肾精亏损皆可致肾阴亏虚、肾精不足而呈现腰酸膝软，遗精带下，耳聋头眩，口干舌红，脉细数等症，为下消。治疗原则为益肾补精。方用六味地黄汤：熟地黄、山茱萸、山药、茯苓、泽泻、桑椹。

如相火妄动，则用知柏地黄丸：知母、黄柏、连翘、生地黄、山药、牡丹皮、茯苓、山茱萸、泽泻、龟板、生牡蛎；或大补阴丸：熟地黄、知母、黄柏、龟板、猪脊髓。如尿量剧增，饮一溲二。面色黧黑，阳痿耳焦，为阴损及阳，损伤肾气之兆，又当以金匮肾气丸温命阳，滋肾精。

四、糖尿病先兆

（一）先兆信号

1.口甘、口甜

口甜为中消先兆，中消又称脾消或脾瘅。甘，甜也；口甘，即口中有甘甜味道。

2.口干

口干为上消先兆，即为肺消的前驱症状，燥热伤肺致肺津不布或阴虚灼津，皆可致津不上承而口干，口干常为肺消的最早信号。

3.性欲亢进

下消多为肾消，性欲亢进是下消的最早信号，且常出现"强中症"，为燥热伤肾、扰动相火之故，到糖尿病典型症状出现时则反易发展为阳痿，而且是十分顽固的阳痿。

4.屡发疮疖

屡发疮疖，此起彼伏，为糖尿病的较早信号，大多发生在作渴之前。

5.肥胖

逐渐肥胖，体重递增，是糖尿病发作前的信号，但糖尿病一经典型发作即逐渐转为消瘦。

6.不明原因的乏力

乏力是糖尿病的一个极为重要的信号，尤其是身体健康、饮食好的人突然出现不明原因的乏力更要引起警惕。

7.尿浊

小便浑浊，尿常规正常，多为肾消的前驱症状，如张洁古说："肾消者，病在下焦，初发为膏淋。"

8.早发白内障

白内障一般具有老年性，如中年白内障视力明显减退，而且经治疗无效的，应警惕隐性糖尿病的潜在。做眼底检查，视网膜上有微血管瘤，这是糖尿病因代谢紊乱导致微细血管病变的结果。

9.高血脂及动脉硬化、冠心病的进行性发展

糖尿病患者往往同时伴有高血脂、动脉硬化，而且发展速度较快。故中年以上，凡发现不明原因的血脂高、动脉硬化、速度发展较快的冠心病，都应警惕潜在糖尿病。这是糖尿病患者脂肪代谢失常，累及心血管系的缘故，对较大血管有广泛的侵犯，故糖尿病患者的中风、心肌梗死的发病率比正常人高得多。

10.易感染性征兆

糖尿病患者容易发生感染，如皮肤感染、上呼吸道感染、肺部感染、尿路感染、外阴感染等，尤其是患有肺结核的，旧病复发和进展迅速，治疗无效。

（二）并发症的先兆

由于糖尿病无症状期较长，以及隐性糖尿病较多，一旦症状出现，则疾病已经较重，因此，探索其先兆规律，争取早期发现，早期治疗尤其必要。

从现代医学角度来看，糖尿病无症状期一般试验，包括糖耐量试验均呈阴性，唯用葡萄糖刺激后血清胰岛素释放试验反应延迟，高峰较低，以后逐渐出现应激性糖耐量减低，胰岛素分泌相对不足。迄糖耐量试验阳性时（空腹血糖增高）已至症状前期。隐性糖尿病则可长期无症状，但必然有并发症的先兆出现，因此捕捉并发症的先兆是及

早患者发现糖尿病的一个重要途径。

1.微血管病变

微血管病变是糖尿病的特有并发症，以眼底微血管病变为特征，患者因视力模糊而就诊，如此发现糖尿病。糖尿病眼病主要为晶状体浑浊（白内障）及眼底视网膜病变（眼底静脉曲张、微血管瘤、渗出、出血、水肿），致视力模糊，甚至失明。因此，临床上发现上述进行性眼底改变、视力退化者，应高度警惕糖尿病的隐潜。

2.皮肤疖疮

反复发生皮肤化脓、感染、疮癣、疖痈，是糖尿病的主要兼见症之一。一旦感染结核则难以控制，发展迅速。尿路感染经常发作的都应高度怀疑糖尿病的潜在可能。

3.肥胖

体重超过标准体重的20%（肥胖者糖尿病发生率比普通体重者高出3倍），糖尿病有家族史（遗传率在30%以上）。

4.动脉硬化

心、脑、肾血管动脉硬化是糖尿病的主要伴发病，而且往往掩盖了糖尿病的病情，是糖尿病患者的严重隐患，也是糖尿病的主要死因。尤其是心脑血管硬化死亡率较高，而眼、肾动脉硬化又是糖尿病的重要特征。近代医学已注意到微血管病变对心肌的危害，因此，血管硬化常是糖尿病的潜在警告。

5.神经病变

主要为周围神经病变，虽然出现得较晚，但为糖尿病的特有征兆。主要为肌神经、坐骨神经、桡神经、尺神经等，所支配的部位出现麻木、灼热、刺痛等异常感觉。严重者，运动神经也可受累，如腰大肌、臀肌、胸锁乳头肌等常觉软弱无力。

五、糖尿病危兆

1.气尿凶兆

消渴患者小便有气泡为病重标志，如戴思恭《证治要诀》曰："三消久，而小便作甜气，在溺桶中滚涌，其病为重。"

2.消渴病凶兆

口出烂苹果臭、嗜睡为消渴病凶兆，这说明浊毒内蕴，阴浊犯脑，相当于现代医学的酮症酸中毒。

3.痈疽凶兆

消渴病后期出现痈疽，势凶险而难愈，因消渴病易感性强，故痈疽常难治愈，且易疮毒内陷引起邪毒攻心（败血症）而亡。

4.肿胀凶兆

消渴病后期，肺脾肾长期负荷过重，日久力尽致土气弱不能制水，肾气衰不能约固，肺气虚失于治节，则水无所制而泛滥肌肤，聚而肿胀，预后亦多不良。

第三节　腹泻先兆

腹泻，指便质清稀，大便次数增多的疾病。轻则仅为稀便，重则呈水样便，《黄帝内经》称其为"泄""洞泄""濡泻"，泄泻除与感受湿邪有关外，与五脏六腑关系尤为密切，特别与脾、胃及大肠、小肠的关系最大。

泄泻的形成与脾的升清降浊功能及小肠的泌别清浊职司均有密切关系。脾的升降功能失常最易导致泄泻。此外，泄泻与肾也极为相关，因"肾为胃关"，如命火衰微，肾气不足，肾关不固，则易导致泄泻，尤其易导致洞泄。另外，肝疏泄太过也易导致泄泻，说明泄泻与脏腑功能失调极为关联。因此，泄泻的先兆症必然由脏腑的异常反映出来，故掌握其先兆规律，首先应从脏腑着手，且调整脏腑功能是阻截泄泻发展的重要途径。

一、暴泻先兆

暴泻必因于湿，非兼寒即兼热。其中，寒湿泄泻多出现于冬秋，湿热泄泻则常见于夏秋。

属寒湿泄泻的，多呈脾胃寒湿先兆证型，症见胸闷纳呆、腹胀食少、舌苔白腻、舌质淡胖、大便时溏、感寒或伤食则易诱发暴泻。属湿热泄泻的则呈脾胃湿热先兆证型。症见口干口臭、腹胀恶心、苔黄腻、舌质偏红、脉象濡数、大便秽臭不爽，感遇夏秋湿热淫邪则易出现暴泻。

阻截治则：属寒湿先兆证型的宜温化寒湿阻截。方予理中汤加二陈汤：人参、白术、炮姜、甘草、茯苓、法半夏、陈皮。如出现暴泻，属感寒诱因的，用理中汤加胃苓汤化裁：人参、白术、炮姜、炙甘草、茯苓、白术、桂枝、猪苓、泽泻、苍术、厚朴。风寒甚者，用藿香正气汤：藿香、苏叶、法半夏、白术、厚朴、白芷、神曲、茯苓、干姜、大枣、甘草。伤食者用保和丸导滞：神曲、山楂、茯苓、法半夏、陈皮、连翘、莱菔子。

属湿热先兆证型的，宜清热利湿阻截，方予葛根芩连汤合六一散：葛根、黄芩、黄连、甘草、滑石。出现暴泻则以黄连香薷饮合六一散：黄连、香薷、鲜扁豆花、厚朴、甘草。

二、缓泻先兆

（一）癌泻先兆

由于肠癌的刺激使肠黏膜细胞分泌增加，因此常发生腹泻，中年以上伴有排便习惯改变、排稀便次数增多，皆应引起警惕。早期仅大便表面附有条状黏液，见血便则提示肠癌已非早期。酌予肠癌汤：半枝莲、白花蛇舌草、牡蛎、夏枯草、蜂房、八月札、甘草，酌加活蜗牛、壁虎、全蝎、蜈蚣等。

（二）痨泻先兆

指肠结核，由于肠部发生结核，尤其是溃疡型结核，大便次数增多，呈稀糊状，原有肺结核史。以后逐渐出现腹泻及结核毒性反应：低热、盗汗、颜红、消瘦、乏力等。应予痨泻方合草月华丸：白及、百部、百合、天冬、麦冬、熟地黄、山药、沙参、川贝、茯苓、阿胶、三七、獭肝。

（三）郁泻先兆

七情失调，肝气不舒致肝脾失调，也易导致大便次数增加，多见于青年女性，属西医神经官能性腹泻。忧郁、焦虑为腹泻的前驱症状，由于胃肠功能紊乱，因此常以腹泻、便秘交替出现。方予逍遥散加味：柴胡、白芍、白术、茯苓、当归、薄荷、生姜、甘草、白豆蔻、郁金。

（四）痰泻先兆

多因肠胃变态反应，或慢性肠炎、肠胃功能紊乱所致，信号为"肠中漉漉""素盛今瘦"，由于肠蠕动加快，肠分泌物增多，故多为水浊稀便。治疗以健脾豁痰为原则。方用苓桂术甘汤：茯苓、白术、桂枝、甘草；或四逆四君子汤：附子、干姜、人参、白术、茯苓、甘草。

（五）瘀泻先兆

为慢性肠病，由肠系膜血管病、肠息肉、肠畸形、肠部肿瘤所致，前驱症为腹部隐痛，痛区固定，舌质偏暗或有瘀点。方用少腹逐瘀汤：当归、川芎、桃仁、红花、官桂、赤芍、蒲黄、五灵脂、干姜、延胡索、小茴香。

（六）餐泻先兆

为脾虚久泄，由脾受损不能健运升清阳而致。特征为乏力下坠，常伴脱肛。食少腹胀是其信号，常有完谷不化的特征。方宜桂附理中汤加味：肉桂、制附子、人参、白术、茯苓、炒二芽，脱肛用补中益气汤升提。

（七）洞泄先兆

为肾阳不足，命火衰微，脾失温煦所致。信号为五更泄，并伴有畏寒肢冷、腰酸膝软、面白头晕等症。方宜桂附理中汤合四神丸：肉桂、制附子、人参、白术、茯苓、补骨脂、吴茱萸、肉豆蔻、五味子、炙甘草、干姜。

（八）虫泻先兆

由肠寄生虫对肠黏膜的刺激导致腹泻，以小儿多见。此外，血吸虫病、绦虫病也常致腹泻，小儿常以面部虫斑、怪癖嗜食和脾气古怪为信号。血吸虫病则有疫水接触史，绦虫病则有食生肉、生鱼史可参，可用乌梅丸加驱虫药。

三、霍乱先兆

霍乱是烈性传染病，起病急骤，先兆症短而不明显，一般只在起病前微感不适，旋即吐泻交加，少数隐性感染者可无症状。患者出现身感疲乏、食欲减退、腹部不适、舌苔腻、恶心，为发病前早期信号，虽非特异性，但在流行期即应作为警号，可做进一步检查。

阻截治则：宜化湿排毒，因霍乱大多属湿热型。方予黄连香薷饮合六一散：黄连、香薷、扁豆、厚朴、甘草、滑石。舌苔白腻，偏寒湿的可用藿香正气散。病暴发后，视其寒热拟方。如属热霍乱，用燃照汤：滑石、香豉、山栀子、黄芩、佩兰、川朴、法半夏、白蔻，可先服玉枢丹辟秽救急。如属寒霍乱，先用避瘟丹救急，服方用四逆平胃散：附子、干姜、甘草、苍术、厚朴、陈皮、藿香、法半夏。

第六章　肺系病先兆

肺系疾病指喘证、哮病、肺胀、肺痨、肺痿、咳嗽、失声、鼻渊等。其中哮病、喘证对心肺的影响较大，该系疾病发病率极高，对人体健康的影响较大，故探索其先兆证十分必要。

首先，我们了解一下金型体质与肺系疾病先兆潜证的关系。

病理金型体质的人燥气素盛，燥气通于肺，故易患肺系疾患。该型人体胖面白，常咳嗽咽干，舌质偏红，苔薄而干，便秘尿短。

第一节　哮病、喘证先兆

哮病是遗传性疾病，多见于先天肾的潜证，喘证为后天获得性疾患，先兆潜证与金型体质有关。

一、概述

哮、喘、胀、痿是肺系疾病中的四大常见病、多发病，对人体危害较大。因此，探索其先兆证，做到早诊断、早治疗，有重要的意义。

哮病是一种独立的病，一种素有夙根的，发作时以呼吸急促、呴喘、喉间痰鸣为主症的疾患。喘证则是以呼吸急促为主要表现的病证。

哮证和喘证日久必然耗伤肺气累及心肾，重者甚至导致阳气暴脱，危及生命，对人体健康危害极大。因此必须研究其先兆症，争取早期治疗。由于哮必兼喘，哮、喘病理相关，因此这两种疾病列为一节。

二、哮病、喘证先兆的临床意义

（一）哮病先兆

哮病是遗传性疾病，有家族史，本病多呈肾阳不足的阳虚先兆潜证。症见面色白，形体偏胖，目胞虚浮或晦暗，畏寒肢冷，大便多溏，小便清长，舌质淡，舌体胖大且多有齿痕，苔白腻，脉沉无力等症。感冒时痰多清而有泡沫，这类先兆证型多为冷哮潜证。

阻截治则：应及早做扶肾阳治疗。方宜金匮肾气丸：制附子、肉桂、熟地黄、山茱萸、山药、茯苓、泽泻。如见咽干口燥，痰多黏稠，大便干结，溺黄而短，呼吸气粗，舌质红，舌苔黄腻，脉滑数等症，则为肺痰热型先兆潜证，或为热哮先兆前证。纠正原则为清肺豁痰。方用桑杏汤：桑叶、杏仁、贝母、栀子、沙参、梨皮、香豉；或养阴清肺汤：冬桑叶、生石膏、人参、甘草、胡麻仁、阿胶、麦冬、杏仁、枇杷叶等。

（二）喘证先兆

喘证多具有后天获得性，多出现于许多急、慢性疾病的过程中。诸如温病、失血、产后、外伤、手术、痈疽……，因此无特异先兆证。但喘与哮不同之处在于哮多属肾，喘多属肺，哮多属寒，喘多属热。哮先兆证多为肾阳虚型，喘先兆潜证则多属痰热质型，呈形体丰满壮实，面赤油光，平素咳吐痰黏，大便干，小便短，舌质红，苔黄腻，脉弦滑等症，常为喘证先兆潜证。

阻截治则：应清肺豁痰。方宜桑杏二陈汤：桑叶、杏仁、沙参、象贝、香豉、栀子、梨皮、茯苓、法半夏、陈皮、甘草，可酌加竹茹、瓜蒌、紫苏子等。

（三）危证凶兆

张仲景曰："凡喘，烦躁无脉，身冷神昏者死；发汗如油，汗出如珠不流，抬肩撷肚，喘而不休，及膈前高起，手足厥冷，脉散及数者，皆死。"《直指方》亦曰："汗出发润喘者，为肺绝，身汗如油喘者，为命绝，直视谵语喘满者不治。"以上皆提示上述症状为心肾阳衰、孤阳欲脱的危兆，喘症见之，预后不良。《苍生司命》还曰："凡喘病，上喘下泄者，死。上喘而小便不利者，死。喘病危笃，鼻出冷气者，此肺绝也。"

总之，喘证大抵皆忌见：直视谵语（肝竭）、胸高肚凸（肺竭）、泄利（脾绝）、大汗如油（心竭）、畏寒肢厥（肾竭）。

第二节　肺　胀　先　兆

肺胀是久咳或哮喘之后，出现胸廓胀满、喘咳痰壅、气滞瘀阻的病证。正如《灵枢·胀论》说："肺胀者，虚满而喘咳。"《金匮要略》说："咳而上气，此为肺胀。"肺胀是一种久咳致痰瘀夹杂、气浊交阻的肺病。日久累及心肾，出现面晦唇绀、心慌气促、胸满如桶、腹胀肢肿等症。其特点为咳、喘、胀三症并见，该病重则痰迷心窍、神识昏迷，或心阳衰竭、阳气外脱。属于现代医学的肺气肿、肺心病，其发病率高，病程缠绵，预后不良。由于该病发病率较高，农村尤多，老年人深受其害。

一、肺胀先兆

肺胀病多由久咳、哮病、喘症发展而来，最早潜证多呈痰浊质型：即素禀形体肥胖，面目虚浮，咳嗽痰多，食少腹胀，舌质淡，苔白腻，舌体胖大等。

阻截治则：应祛痰清肺。方宜桑杏二陈汤化裁：桑叶、杏仁、象贝、栀子、梨皮、沙参、茯苓、法半夏、陈皮、竹茹、瓜蒌、黄芩。早期先兆为咳嗽努挣，常呛咳气急，痰少发黏，动则气促，咳则面紫气粗，舌质紫或有瘀斑，治以清肺化痰、顺气活血为主。方宜蒌贝温胆汤化裁：瓜蒌、贝母、枳壳、竹茹、茯苓、法半夏、陈皮、甘草，酌加厚朴、赤芍。气虚则用人参蛤蚧散：人参、蛤蚧、杏仁、甘草、茯苓、贝母、桑白皮、知母，并加核桃仁以补肾纳气。日久渐现杵状指、桶状胸、张口抬肩、面浮目脱、呼气延长等症，则已成典型肺胀病。

二、肺胀凶兆

肺胀如突然昏厥、四肢厥冷、汗出如油、呼吸微弱，则为阳脱征兆，相当于现代医学的肺源性休克。

如出现嗜睡、神迷，为痰迷心窍的险讯，继之则神志不清，喘息更甚，陷入昏迷状态则预后不良，属现代医学肺性脑病。

如喘喝抬肩，汗出如珠，面浮唇绀，四肢厥冷，神识不清，脉沉微欲绝，或脉浮大，则为心阳虚、阳气外脱之凶兆，正如《金匮要略》说"上气面浮肿，肩息，脉浮大者，不治"，相当于现代医学急性心力衰竭。

如突然唇绀面紫，鼻翕憋气，胸闷烦躁，痰声漉漉，神志恍惚，则为肺闭的危候，继而气闭，终由闭到脱，肺绝而亡，肺绝者气去而无还也，相当于现代医学的急性肺水肿、急性呼吸衰竭。

第三节 肺痿先兆

肺痿，指肺叶萎缩，是由于损伤肺津或热病耗伤肺阴，导致肺叶失荣而枯萎的慢性虚弱性肺病，相当于现代医学中的老年性慢性支气管炎、支气管扩张、肺结核并肺不张、硅肺、肺硬化等。肺痿分为虚热型和虚冷型两类，以虚热型较为多见，日久损阳而演变为虚冷型。虚热型肺痿产生原因为"肺热叶焦"，日久则形成痿躄（指手足痿废），虚冷型肺痿则可发展为上虚不能制下膀胱失约的遗尿、小便数等病症，迁延日久，可导致心阴两虚，心肺具绝。

一、肺痿先兆

肺痿由久咳伤阴演变而来，因此肺痿的早期先兆潜证仍为阴虚燥热质型：平素每见干瘦面赤，唇裂口干，咳嗽，咯痰，大便干结，小便短赤，舌质红苔薄白或薄黄而干，脉细数或滑数。

阻截治则：应润肺保津。方宜清燥救肺汤：冬桑叶、生石膏、杏仁、甘草、麦冬、人参、阿胶、黑芝麻、枇杷叶。日久气阴两伤则宜予麦门冬汤：麦冬、法半夏、人参、甘草、粳米。阴损及阳又当温肺益气，用甘草干姜汤以温肺益气。

二、肺痿凶兆

肺痿患者出现皮毛枯焦、咳哑声嘶为肺精败绝的预兆。因肺主皮毛，肺为音声之源，故肺精绝则首先反映于皮毛音声。肺痿疾患本为咯吐痰涎的病证，如反无痰涎或痰涎渐少、神疲色悴、羸弱枯晦，亦为肺精将竭之噩讯。

如张口喘喝、呼吸气微、面白唇紫、汗出如油、四肢发冷、六脉沉弱，又为肺气耗尽、元根将竭凶兆，相当于现代医学中的呼吸循环衰竭。

第四节　肺痨先兆

肺痨即肺结核，自抗结核药发明以来，结核已能被控制，发病率虽有大幅度下降，但仍有一定的发病率。肺痨的发生，正虚是发病的根本，外邪痨虫（结核杆菌）是乘虚而入所致。

一、先兆潜证

常为正虚肺卫不足型，即见经常咳嗽、少气乏力、劳累愈甚、自汗畏风、体瘦神疲、声音低怯、易伤风感冒、苔白脉虚等症。

阻截治则：由于肺卫不足，气管素禀薄弱，须服用增强肺卫抗力的药物。如琼玉膏：人参、生地黄、茯苓；百合固金汤：生地黄、熟地黄、麦冬、百合、当归、贝母、生甘草、玄参、桔梗；保元汤：人参、茯苓、肉桂、甘草等。目的是益肺强卫，从而可预防痨虫的侵入。一旦感受肺痨虫，该病即极易转变成阴虚先兆证，呈现形体消瘦、潮热、五心烦热、舌红少津、脉细数。

咯血、胸痛、潮热、盗汗、消瘦为肺痨的典型征兆，通过X线检查及痰培养可以确诊。治疗以养阴清肺、清热杀虫的月华丸（清代名医程钟龄《医学心悟》）为代表方剂：天冬、麦冬、生地黄、熟地黄、山药、百部、沙参、贝母、阿胶、茯苓、獭肝、三七、白菊花、桑叶，熬膏服用。

二、肺痨凶兆

（一）毒入营血凶兆

肺痨如出现高热、寒战、昏睡为疫毒入营血凶兆，如见气急、发绀、脉数无力为预后不良，易导致厥脱症。现代医学认为，结核热度一般不太高，如出现高热并伴恶寒，常提示急性血行播散。肺部结核灶如侵入肺静脉则可沿血行播散于全身，形成毒血症，呈现高热、畏寒、虚弱、出汗、昏睡、脉细弱等症。结核可播散于全身各组织，包括骨、脑、肾、内分泌腺、生殖器、皮肤，尤其易引起急性粟粒性肺结核，易导致中毒性休克。

（二）咯血凶兆

小量咯血是大量咯血的信号，大量咯血亦是亡阳阴竭凶兆。症见晕厥、面色苍白、皮肤湿冷、肢厥脉细微、血压下降，属现代医学的失血性休克，主要因血管破裂引起大量咯血而致。如咯血过程中突然气急挣扎而起、面唇发紫，为咯血窒息的征兆，应立即抢救。

（三）肺竭凶兆

长期痨咳，损耗肺精，日久必致肺竭。凶兆为呼吸微弱欲绝（叹息样呼吸），面白唇紫，神志恍惚，脉微弱，预后不良。西医认为，肺结核发展为慢性纤维空洞型肺结核，肺组织被大量破坏，其余肺泡进行病理性代偿，一旦代偿失力则易出现呼吸衰竭。气急是失代偿、呼吸衰竭的信号。一旦出现发绀、心悸气急、叹息性呼吸、脉微欲绝，甚至昏迷，抽搐，则为呼吸衰竭、肺性脑病危象。

（四）脑凶兆

肺痨为正虚邪陷、毒邪猖獗，入血犯脑，预后不良。其凶兆为头痛、嗜睡、恶心，婴儿可见囟门饱满，重者甚至出现颈强、昏迷。相当于现代医学的结核性脑膜炎，多为粟粒性肺结核的并发症，由血行播散引起，常见于婴幼儿及体虚正气弱者。

（五）痨病

正虚邪毒，入犯于肾，腰痛、尿急、尿脓、血尿常为早期信号，晚期出现无尿、恶心、嗜睡等关格凶兆，将危及生命。有的见长期腰痛、畏寒肢冷、神疲乏力等症，又为命火衰微症，相当于现代医学的肺结核并肾结核、尿毒症、肾上腺皮质结核等病。肺结核由于血行播散引起肾结核，临床发病率并不低，尤其双侧肾上腺易受结核杆菌侵犯，肾上腺皮质被破坏，可导致阿狄森氏综合征（肾上腺皮质功能减退），预后亦不佳。晚期还可导致肾积水、肾周围脓肿及侵犯邻近器官，如引起生殖系统结核，男性为前列腺、睾丸、附睾结核，女性为卵巢、输卵管、子宫及盆腔结核等。

第七章　肾系病先兆

　　肾系病包括的疾病较多，如水肿、关格、癃闭、淋证、遗精、腰痛、遗尿、阳痿等疾。其中，肾炎、水肿的发生率很高，在内科疾病中比重也较大，尤以关格的死亡率较高，因此，研究肾系疾病及其先兆证具有重要的社会意义。

　　肾系病先兆潜证与水型体质有关。

　　病理水型体质人的特点是水寒偏盛，寒气通于肾，故此型人多有易患肾系疾病的潜在危险。病理水型体质人易呈阳虚阴寒先兆潜证型，症见面偏黑少华、形体稍胖、目胞虚浮晦暗、畏寒肢冷、倦怠少神、动作缓慢、尿清便溏、腰酸腿软、脉沉缓、舌质较青、体胖大或有齿痕或苔白。症见此型者，常有水肿的潜在易罹性。

第一节　水肿病先兆

　　水肿的发生与肺、脾、肾的关系最大。然五脏皆能致肿，非独脾肾，水肿的先兆也必然从五脏所乱获得信息。

一、水肿病的形成机制

　　水肿与五脏的关系都极为密切，如肺气通调水道，脾气转输津液，肾气化气蒸水，心气运行气血，肝气疏泄条达，以及三焦的决渎职能等，都关乎水液的运化和传输排泄，其中尤与肺、脾、肾三脏的关系最大。正如张景岳所说："凡水肿等证，乃肺、脾、肾三脏相干之病。盖水为至阴，故其本在肾；水化于气，故其标在肺；水唯畏土，故其制在脾。今肺虚则气不化精而化水，脾虚则土不制水而反克，肾虚则水无所主而妄行。"（《景岳全书·二十二卷·肿胀》）三者以肾为本，以肺为标，以脾为制，为水肿病机的要害。此外，心、肝的功能障碍，导致气、血、水失调，也是引起水肿的重要机制。

上述说明，五脏皆能致肿，非独肾脾。水肿病发生于五脏的功能紊乱，故水肿病出现之前，五脏必有所乱，也必有征兆外露。因此发现水肿病的先兆症，及早治疗水肿病是可能和必需的。

二、水肿先兆

（一）五脏肿先兆

1.脾病水肿

脾主输布津液，运化水湿，如脾胃气虚或脾阳不足，则水湿不运聚留体内而为肿。先兆潜证为面色萎黄、食少、饭后腹胀、大便不实、少气懒言、体重肢困、舌淡苔白。

阻截治则：应健脾益气。方宜补中益气汤：黄芪、白术、党参、当归、升麻、柴胡、陈皮、甘草。如见四肢不温，大便清稀，小便清长，脉沉无力，又为脾阳虚潜证。纠正原则为温脾益元。方用理中汤：党参、白术、炮姜、甘草、附子、肉桂。

上述先兆潜证如失于纠正，一旦劳累、受寒、伤食、疾病，则脾阳极易受损而诱发水肿，出现四肢重滞、少气、浮肿。

脾性水肿以温运脾阳，利水湿为主。方用实脾饮：附子、干姜、白术、甘草、厚朴、木香、草果、大腹子、木瓜、生姜、大枣、茯苓。

挟表者，脉浮，属皮水，方用五苓散和五皮饮：茯苓、猪苓、泽泻、桂枝、白术、桑白皮、茯苓皮、陈皮、大腹皮、生姜皮。

属湿热壅滞者，应用疏凿饮子：商陆、泽泻、赤小豆、椒目、木通、茯苓皮、大腹皮、槟榔、生姜、羌活、秦艽。

2.肾病水肿

肾为水脏，主化气行水司开阖，肾气虚阳气不足，则人体水液失于气化、蒸腾和推动，于是水液泛溢，导致水肿。

肾虚水肿先兆潜证为平素面色较为苍白或偏黑，常感腰酸膝软和畏寒肢冷，便稀尿清，舌苔偏白，舌体胖大，脉沉弱。

阻截治则：应温肾扶阳。方宜金匮肾气丸：附子、肉桂、熟地黄、山药、山茱萸、牡丹皮、茯苓、泽泻。

上述潜证如失于纠正，则在体虚、疲劳、感冒等情况下，易导致肾阳损伤而诱发水肿。最先出现的前兆为腰酸、阴下湿、夜尿多但白昼少，浮肿最先见于阴部。

肾性水肿以温暖肾阳、化气行水为主。方用真武汤：制附子、白术、茯苓、黄芪、芍药、生姜。

3.肺病水肿

肺为水之上源，肺主通调水道，如肺气虚失于宣化，则水留为饮。又肺主气，外合于皮毛，风邪犯肺，肺失宣发，不能通调水道，下输膀胱，风水搏击漫溢肌肤则全身水肿。

肺病水肿的先兆证为水肿先见于头面四肢。属肺卫虚者，用防己黄芪汤：防己、黄芪、白术、防风、生姜（去大枣、甘草），加车前子。兼挟表邪，属表实热郁者，则用越婢加术汤：麻黄、生石膏、白术、金银花、连翘、生姜、大枣、甘草。

4.肝病水肿

肝主疏泄，若失于疏达，气逆则水逆，致水液不循常道而成水肿。

肝病水肿的先兆症为水肿先见于胁下及四肢，乃气机被阻、水停肝络之故。治应温肝达木。可用温肝达木饮：吴茱萸、党参、香附、茯苓、大腹皮、柴胡、槟榔。

5.心病水肿

气血运行靠心阳的鼓动和宗气的推行，如心气不足，甚而心阳虚衰，则宗气不足致血运无力而引起水肿。

心病水肿先兆证为心悸、颈脉动，水肿先见于下肢足胫。

心性水肿应益心气利水湿。方用桂枝茯苓饮：桂枝、茯苓、人参、白术、大腹皮、车前子、泽泻。

（二）水肿凶兆

肿势由足至腹，属于向心性肿，提示病邪入脏，预后多不良。《直指方》曰："大凡肿病，先起于四肢，而后入于腹，不治。"

凡脐心突、足下平、掌心平、小儿囟门凸突、背心平、缺盆平者，为五脏伤败凶兆，预后不良。《诸病源候论》记载："水病有五不可治，第一唇黑伤肝，第二缺盆平伤心，第三脐出伤脾，第四足下平满伤肾，第五背平伤肺。凡此五伤，必不可治。"

水肿见面色晦暗，提示肾水泛溢，预后不良。如《千金翼方》提出，水肿患者面色苍黑，掌腹纹理消失，阴肿不起，脐满肿反为五不治（《千金翼方·卷第十九·杂病中水肿第三》）。

凡阳水肿势自上而下为顺，自下而上为逆；凡阴水肿势自下而上为顺，自上而下为逆。

水肿晚期，反而肿势消减，但泻泄不止者死，此为脏竭凶兆。如张景岳曰："大便滑泄，水肿不消者，死。"（《景岳全书·二十二卷·肿胀》）

水肿后期出现尿闭、恶心、嗜睡，为关格凶兆，即现代医学尿毒症，预后不良。

水肿出现呕吐、神昏、昏睡，甚至谵语，为浊毒犯脑，相当于现代医学肾衰竭致氮质潴留。

水肿后期，突然出现气急起坐、胸闷鼻翕、心悸唇紫、咯吐粉红色泡沫痰、大汗淋漓、肢冷脉欲绝，为心阳欲亡凶兆，属现代医学的急性左心功能不全、急性肺水肿，预后不良。

水肿期间出现眩晕、头胀痛、恶心，为肝气上犯、肝风内动，属现代医学肾功能不全并高血压，预后恶劣。

水肿晚期出现高热、神迷、皮肤瘀点，为正虚感受外邪、深陷营血凶兆。现代医学认为，肾功能不全，免疫力低下，易引起感染，导致败血症，预后不良。《灵枢·玉版》曰："腹胀，身热，脉大，是一逆也……如是者，不过十五日而死矣。"

第二节　关格先兆

关格为肾功能衰竭的危重病证，主要见小便闭及呕吐上逆，系水肿、癃闭、淋证等病的晚期，也可突然出现于外科手术后，以及温毒、急腹症等病末期。

病机为脾阳败竭，肾阳虚惫，致阳不化浊、浊邪壅塞三焦。因气机阻碍，引起升降反作，清阳不升，浊阴不降，导致阴浊上逆，壅塞上窍。故关格一病，根源虽在肾之衰竭，然已累及心脾，因肾为胃关、关门不利之故。尤其因火衰致土败，土败则火更衰微，二者互为病理因果关系，因此关格系脾肾先后二天俱竭并损及五脏、乱至三焦的危证。故临床上，关格病机应抓住脾肾具败为本、三焦升降紊乱为标的关键，从温肾健脾、通腑降浊及清利三焦方面进行综合治疗，不能只注意肾阳虚衰的一面。

后世则以关格作为病名，《诸病源候论》认为，关格指大小便闭，即大便不通为内关，小便不通为外格，二便俱不通，谓之关格。张景岳则曰："此真阴败绝，元海无根，诚亢龙有悔之象，最为危候。"（《景岳全书·十六卷·关格》）。以后关格逐渐被列为上不能入为之格、下不能出谓之关的危证，即呕吐、二便闭泛称关格，其中呕逆、大便不通指肠梗阻，亦称关格，而呕逆、小便少甚至小便闭的关格即为肾衰尿毒症危证。

关格，现代医学称为尿毒症，为慢性肾功能衰竭的主要病证。由于慢性肾脏损害导致代谢产物的堆积，水、电解质、酸碱平衡紊乱，可发生于各种肾脏疾病，尤其是肾小球性肾炎及肾盂肾炎后期。由于血中二氧化碳潴留，导致酸中毒，氮质浓度增高而产生氨中毒，此阶段由于肾小管呈不可逆性的损害，故预后极为不良。

一、关格先兆

关格早期先兆主要以脾肾阳俱虚先兆证的形式出现，大凡慢性肾炎后期，出现面色白、食少便溏、呕恶、畏寒肢冷、神疲乏力、腰酸腿软、小便昼短、夜尿多、虚浮，就应注意为关格前驱先兆。尤其偶有恶心及虚浮、昼尿短少，应警惕为关格的早期先兆，此时实验室检查肾功能大多不正常。

阻截治则：应温补脾肾。方宜金匮肾气丸：制附子、肉桂、熟地黄、山药、茯苓、泽泻、山茱萸、牡丹皮、补骨脂。

二、关格凶兆

关格以口中出现尿味、表情淡漠、嗜睡为晚期凶兆。此时提示阳虚阴盛、浊毒上逆，现代医学为氮质潴留、血氨偏高。

阻截治则：应扶阳降浊以大肠泻浊法，替偿已丧失利水功能的肾脏。一般采用千金温脾汤：生大黄、制附子、干姜、人参、砂仁、肉桂、茯苓、丹参；晚期真阴欲竭者，酌加滋养真阴之品，如龟板、鳖甲等。

三、晚期危象

关格若继续发展下去，出现频频呕恶、尿闭，甚至昏迷、抽搐、出血、气喘，则为晚期危象。提示脾肾大衰、浊毒上犯，致阻塞三焦、蒙闭心窍、病情危笃。相当于现代医学血尿素氮上升致脑血氨浓度过高及酸中毒、血电解质紊乱、水盐平衡失调，预后不良。

1.抢救

以温脾汤加生龙骨、牡蛎保留灌肠；呕吐、恶心、烦躁、有郁热者，可口服或鼻饲苏叶黄连饮：苏叶、黄连、竹茹、生姜；昏迷不醒的，可予至宝丹或牛黄清心丸开窍；尿闭严重的，生大黄必须重用，通过导泻肠腑代替膀胱腑降浊，并注意顾护正气。

2.急暴型关格凶兆

水肿患者如迅速出现尿少，甚至尿闭、呕恶严重并很快昏迷的，为浊毒内蕴、闭阻三焦的关格急症。属急性肾功能衰竭，预后极为凶险，应急予温脾汤。

第三节　癃闭先兆

癃闭本身就是凶兆，非紧急即危重，为暴露性急症。因此，早期先兆并不隐蔽，超早期先兆则当于潜证中求。

一、癃闭形成的原因

癃闭可由许多疾病引起，其本身就是凶兆。凡膀胱阻塞、肺热气壅、膀胱积热或命门火衰等，皆可导致癃闭。现代医学前列腺增生、尿路梗阻（结石）、尿潴留、尿毒症等，皆可导致癃闭。

二、癃闭先兆

（一）前列腺增生先兆

前列腺增生由于压迫膀胱颈部或尿道，易引起机械性尿潴留。前列腺增生是一个很常见的疾病，据尸检统计，此病竟有75%的发生率，且多发病于50岁以上的老年人。此病多与前列腺动脉硬化及炎症有密切关系，目前认为与内分泌失调也有密切关系，尤其与性激素紊乱甚为相关。且受睾丸功能的影响较大，如雄性激素降低是引起前列腺肥大、机械性尿路梗阻的常见因素。

前列腺增生是癃闭的主要病源，分为湿热蕴结型及肾气虚衰型两大类。其中，湿热蕴结先兆潜证多见于中壮年人，此类患者平素嗜高粱美酒、肥甘香燥，损伤脾胃，致湿热内积，壅阻于下。症见形体肥腴、面黄赤油光、口干不欲饮、舌苔黄腻、舌质偏红、脉滑数、小便少而黄浑、大便不爽、小腹时有坠胀。

阻截治则：应育阴清热利湿。方宜知柏八味丸加减：知母、黄柏、生地黄、茯苓、山药、泽泻、山茱萸、牡丹皮、车前子、木通、牛膝。

肾气虚衰先兆潜证多见于年老体弱者，或素禀肾气不足、久病失养、大便伤元等，致命火渐衰。症见面色淡白、口干欲饮热饮、舌苔白、舌质淡胖大、脉沉迟、腰酸膝软、小便细长无力。纠正原则为温肾扶阳。方用金匮肾气丸加熟地黄、山茱萸、山药、茯苓、泽泻、牡丹皮、车前子、牛膝。

夜尿渐频是老年人前列腺肥大的早期信号，发现这个信号时，应立即做肛门指检。前列腺超过栗子大即为前列腺肥大前期。尿流变细及分段排尿，是前列腺肥大进展期。

前列腺增生属湿热潜证失于纠正而来，方用八正散：

车前子、木通、滑石、扁蓄、瞿麦、大黄、栀子、甘草，酌加蒲公英、银花；偏阴虚的，可用猪苓汤：猪苓、滑石、阿胶、泽泻、茯苓、栀子、木通、牛膝、车前子；如系在肾阳不足潜证基础上产生的，则宜用济生肾气丸：车前子、牛膝、熟地黄、山药、山茱萸、茯苓、泽泻、丹皮、桂枝；如属阴虚阳不化气的，则可用滋肾通关丸：知母、黄柏、上肉桂、地龙、炮甲珠、桃仁、牛膝、王不留行、海藻、昆布、桔梗、荆芥。

（二）急性尿潴留先兆

急性尿潴留的发生原因有机械性（压迫性）及神经性（麻痹性）两类，机械性的常见于前列腺肥大、妊娠子宫压迫及尿路结石等原因。

急性尿潴留的先兆潜证主要表现如下。

1.肺热气壅先兆潜证

此型多见于小儿及青少年，平素多有肺热气逆见证，即见咳嗽气粗、痰多黏稠、咽干口渴、舌苔黄、舌质偏红、脉数、小便黄短、大便秘结。

阻截治则：应清肺利水。方宜麻杏石甘汤：麻黄、杏仁、生石膏、甘草；如突然尿闭，多为肺气壅闭失于宣降，欲通下必先启上，可采用所谓"提壶揭盖"法，用麻杏石甘汤加桔梗、荆芥，以下病上治。

2.命门火衰先兆潜证

此型多见于老年人，为素禀肾元不足，或因病致命火衰败，素日多见面色苍白或黧黑、畏寒肢冷、头晕耳重、腰酸膝软、神疲乏力、小便细长无力、大便不实、舌苔白舌体大、舌质偏暗、脉沉迟无力。

阻截治则：应扶肾阳，温命火。方宜四逆汤：制附子、干姜、甘草，加上葱白、上肉桂、茯苓。

急性癃闭尤宜配合针灸、探吐、取嚏、敷脐等法，必要时应施行导尿术以防膀胱破裂。

现代医学认为，由于酗酒、精神刺激、寒冷、劳累等，引起前列腺充血、肥大、压迫膀胱颈部，而出现急性尿潴留或前列腺癌、膀胱结石、尿路结石嵌顿，皆可引起急性尿潴留。

神经性尿潴留是由脊髓损伤、脊髓神经炎症、肿瘤，或中枢神经系统病变、中风、昏迷、外科手术等引起。

总之，无尿排出首先应区别是内科急症还是外科急症。如属外科急淋、尿路结石过大，应考虑手术取石。非手术适应证的，应区分癃闭和关格，癃闭属膀胱有尿不能排出（癃为点滴而出，闭属完全闭阻），而关格则为肾性无尿，属肾衰尿毒症。

癃闭应用中医癃闭理论辨证论治，并分清是湿热壅遏胞痹，是命门火衰不能温阳化气，还是中虚气陷排尿无力。应通利开窍或温补命门，或升提中气，并皆应辅以开窍。挟瘀者，加牛膝、桃仁；属肺热壅闭的，可采用具有中医特色的"提壶揭盖"法，以开肺启闭（如用麻杏石甘汤或佐以桔梗、荆芥之类），即开其上窍以利其下窍。而关格则属肾衰尿毒症，近代用温脾汤以温阳化气、通腑泻浊，有一定疗效。

（三）癃闭危象

癃闭本身即为凶兆，如癃闭出现喘促、胀闷欲死，甚至昏冒，为癃闭压迫急症，由于膀胱暴张，腹腔压力剧增，引起血管神经受压的反射性危证，应急施导尿术。

如突然出现全腹剧痛、板状腹、面色苍白、烦躁不安、皮肤湿冷、脉细欲绝、血压下降，导出血性尿，为膀胱破裂凶兆，宜紧急施行外科手术急救。

如出现恶心呕吐，甚至昏迷、抽搐、口出氨味，为癃闭转为关格危象，应立即按关格抢救。

第四节　肾 炎 先 兆

肾炎，是多发病、常见病之一。肾炎的发生，现代医学认为与链球菌感染有关，近代注意到与免疫反应有联系。由于肾炎的发病率较高，对青少年的影响尤为严重，且隐匿型也并非少见，而且肾炎极易转为慢性，也易出现衰竭危象。因此，掌握急性肾炎、隐匿性肾炎、慢性肾炎及肾功能衰竭等先兆情况具有重要的实践意义。

（一）急性肾炎先兆

根据生物进化论观点，肾与咽在潜病方面具有特殊的亲缘关系，咽受感染，必内应肾，在咽部受到病菌（尤其是溶血性链球菌）感染之际，肾也开始了反应。因此，咽峡炎只是肾炎的序幕，在序幕之后，肾炎其实已悄悄形成。肾炎的早期信号如下。

1.腰部隐痛

在咽峡炎的同时或之后，腰部肾区呈现轻微隐痛或不适感，常为肾炎的最早信号，因腰为肾之腑，为肾的外应区，故肾的病变必最早反应于腰。一般而言，在急性肾炎首次发作时，腰部信号出现得稍晚。而患慢性肾炎则腰部信号出现得较早，有时甚至在咽部感染1～2天即出现，腰痛特点为晨起明显，劳累加重。

2.目胞微肿

晨起目胞微肿为急性肾炎的重要信号，因急性肾炎中医多属风水，风邪上犯，故浮肿多见于上，与心脏病水肿浮肿先见于下不同。出现目肿信号后，尿液检查大多呈现不同程度的蛋白尿。

3.头晕头痛

头晕头痛虽轻重程度不一，但皆为大多数肾炎的早期信号，此时测血压往往偏高。

隐匿型肾炎并无浮肿、头晕、头痛等症状，但出现腰酸或腰部不适、乏力等信号，此时做尿液检查可发现蛋白尿，应提高警惕。

急性肾炎以少尿为最早信号，随即呈现浮肿、高血压，并很快出现尿毒症，预后不良。故急性肾炎见少尿甚至无尿，应高度警惕恶性肾炎。

（二）慢性肾炎先兆

慢性肾炎多出现于成年人，容易发展为肾病综合征和肾功能衰竭。慢性肾炎的早期信号如下。

1. 腰酸乏力

腰酸乏力多出现于疲劳、感染或精神不愉快之后，常提示蛋白尿的潜在。

2. 头晕

头晕为慢性肾炎的主要信号之一，提示肾性高血压的隐进。

3. 浮肿

反复出现的足胫及晨起目胞浮肿，皆为慢性肾炎警告，在劳累、感冒后加重更应引起注意。

（三）肾病综合征先兆

肾病综合征为特殊的肾病症候群，症状缠绵，易导致全身许多功能紊乱，对健康危害较大。肾病综合征信号如下。

1. 浮肿

目胞及足部长期反复浮肿，并伴有恶心、乏力、头晕等症，为肾病综合征的重要信号，尿液检查有不同程度的蛋白尿。

2. 苍白

皮肤苍白提示贫血，亦为肾病综合征的信号之一。

3. 肥胖

肥胖并有血脂过高，为肾病综合征的特征之一，提示类脂性肾病的潜在。

4.腰痛

长期腰部隐痛，应警惕肾病综合征、肾静脉血栓引起的静脉瘀滞的情况。

（四）肾功能衰竭凶兆

肾功能衰竭分为急性衰竭和慢性衰竭两种，皆易令痰质潴留，出现尿毒症，预后极为不良，故对其早期信号应引起高度警惕。肾功能衰竭信号如下。

1.少尿

少尿为肾衰的重要信号，无论急性衰竭或慢性衰竭，皆最早出现少尿，待出现尿闭时，只有做透析才能救急。

2.恶心

恶心为肾衰痰质血症的信号，常常是肾衰的重要征兆，应引起高度警惕。

3.头昏

头昏为尿中毒的早期先兆，发展下去，则出现嗜睡、昏睡，甚至昏迷、抽搐。

4.尿臭味

肾炎患者从口鼻、肌肤散发出尿臭味，为尿毒症血氨过高的不祥信号。

此时做检查可呈现"三高两低"的结果，即高血压、高蛋白尿、高氮质血症及低血红蛋白、低比重尿的指征。

第五节 肾盂肾炎先兆

肾盂肾炎也是一种极常见的泌尿系统疾病，尤多侵害妇女，由于症状不十分严重，因此常常不为患者所重视。其实，该病易转为肾功能衰竭，并且是肾衰的主要病源之一，故对此病不能掉以轻心。肾盂肾炎属中医淋病、腰痛、关格等症。肾盂肾炎早期信号如下。

1.腰痛

腰部钝痛，或有灼热感，为肾盂肾炎的信号之一，少数呈刺痛，严重者甚至为绞痛。

2.尿频、尿急

尿频、尿急为肾盂肾炎的征兆之一，少数伴尿痛。

3.乏力、发热

乏力、发热甚至高热，是急性肾盂肾炎的常见症状，部分患者呈稽留热。

此外，有以下信号者，可能已患慢性肾盂肾炎。

（1）尿频、腰痛、目胞浮肿：夜间尿频，晨起腰痛，尤其在劳累、感冒后出现。

（2）头晕头痛：常提示肾性高血压，多为慢性肾盂肾炎后期的信号。

（3）少尿、恶心、嗜睡：此为肾衰尿毒症的凶兆，提示肾盂肾炎已进入晚期。

特别提醒：有的慢性肾盂肾炎，可以长期出现无任何临床症状的菌尿，只有后期才被发现。提示曾经有过急性肾盂肾炎史，以后如出现不明原因的长期腰痛、疲乏及轻度浮肿，应引起警惕，因为本病极易演变为慢性肾性高血压的根源，并有潜在进展为肾功能衰竭的隐患。

第八章　流产先兆

流产，中医称为堕胎，胎漏为堕胎先兆，与肾虚冲任失固密切相关，其早期先兆潜证常分为如下几型。

第一节　肾虚流产先兆证型

该型孕妇多为先天肾元不足，自幼多病，或后天失养、房劳、多产、久病伤肾等，致肾气亏虚、固摄无权，或多次刮宫，冲任受损所致。

其先兆潜证为面白乏力、腰酸如折、头昏少神、月经延后、带下清稀、性欲减退、舌淡苔白、脉沉滑。

此型受孕后反应重，以小腹坠重、腰酸如折为该型先兆流产的重要信号。主要机制为肾虚冲任失固，致胎蒂不牢，故易出现胎动不安、胎漏，因肾为冲任之本，胞络系于冲任，故冲任虚则胎系不固。

阻截治则：宜补肾安宫，固冲止漏。方予固胎饮丝子、续断、白术、杜仲、山茱萸、熟地黄、桑寄生、补骨脂。见血加阿胶、艾叶，气虚加人参，口苦加黄芩，寒甚腹凉带冷加制附子。

第二节　血热流产先兆证型

此型孕妇素禀体热肥腴，或因烦劳、嗜酒、喜食肥甘鱼肉，致湿热内蕴，久之热邪内伏冲任，热迫胞络，逼血外出导致胎漏；或情郁化火，伤及胞络；或阴虚内热，扰动胎元等，皆为胎漏的病因。

先兆潜证呈体热肥腴、面赤油腻、心烦易怒、尿短便干、白带黄稠、小腹灼热、口舌生疮、舌质红、苔黄腻或白干。

具此型先兆证的孕妇易出现胎漏，胎动不安，心烦不安，口干腹热，激动易怒。

阻截治则：宜养阴清热。方予清胎饮：续断、桑寄生、生地黄、甘草、黄芩、黄柏。

第三节　宫寒流产先兆证型

此证型孕妇素禀肾阳不足，或久坐湿地、经期下水，或产月失养，致寒邪渐袭胞宫。

先兆潜证见畏寒肢冷，脐以下发凉、白带清冷、性欲减退、舌质淡苔白、脉沉、月经稀发、量少色黑，多伴痛经。此型妇女难于受孕，孕后亦多有小腹不温、腰凉肢冷，白带清稀量多为前兆。其流产先兆多以妊娠腹痛为早发信号。

阻截治则：宜暖宫散寒。方予温胎饮：炮姜、熟地黄、白芍、白术、阿胶、桑寄生、川续断、菟丝子；阳虚寒甚者，加制附子。

第四节　血瘀流产先兆证型

该型病因为素有癥病，瘀血内阻胞络，小腹可扪及包块，平素月经量多；或人流坠胎，胎膜残留未尽，恶血内阻，致血行不守常道。特点为孕前月经行经期较长，淋漓难止，孕后新血不能循经而常见点滴暗血。久则可见皮肤粗糙、口干善忘、舌质紫黯或边有瘀斑、脉沉涩等全身瘀血证。

阻截治则：宜活血安胎。方予胶艾四物加味：当归、川芎、赤芍、熟地黄、艾叶、砂仁。服药效果不佳者，或癥块大的，应行终止妊娠治疗。

第五节　气血虚弱流产先兆证型

此型孕妇素体气血不足，妊娠后因胎失载养而萎弱不长，胎气欲坠。

患者面色苍白或萎黄，心悸气短，乏力神疲，舌质淡苔白，脉细弱无力。胎摇信号为小腹坠胀，漏血清稀。

阻截治则：宜补气健脾，养血安胎。方予益胎饮：人参、白术、杜仲、当归、阿胶、甘草、黄芪。

第九章　子痫先兆

子痫是产科危重症之一，对母体胎儿都有严重威胁，病机为肝阳化风，风火相煽；或痰火交炽，上蒙清空；或脾虚浊阴不化，上干清窍；或痰热化火，灼伤肾阴等，皆以阴虚为本，阳亢为表。发作时以抽搐、昏迷为紧急，症情险恶。

子痫由子肿、子晕发展而来，亦名子冒，相当于现代医学妊娠毒血症。妊娠毒血症大约分为轻度、中度和重度三个阶段，轻度阶段主要为妊娠水肿及妊娠高血压，子痫为重度阶段。

现代医学认为，子痫的病机，主要为全身小动脉痉挛引起周围小血管阻力增加，导致高血压，小动脉及毛细血管壁缺氧，引起管壁渗透性增加而发生水肿及蛋白尿。又因水、钠的潴留使水肿逐渐加剧，最终导致脑血管痉挛、脑水肿，甚至脑血管破裂，发生头眩、抽搐、昏迷甚至死亡。因子宫局部缺血，胎儿失养，故极易造成胎儿死亡。

子痫，中医认为病机主要应责于肝，但脾湿不运能生痰动风致痫（属阳虚子痫），肾阴虚水不涵木致肝阳上亢亦能致痫（属阴虚子痫），七情不节、气滞痰郁亦可致痫，故脾、肾实为子痫之本。

关于子痫的先兆，齐仲甫在《女科百问》说："妊娠头目眩……呕逆，背项拘急，致令头晕生花，若加涎壅，危在片时。"郑守谦《女科撮要》说："妊娠昏眩，胸闷泛恶，甚或发厥。"以上皆点出头目眩晕、恶心为子痫的前驱症状，与现代医学先兆子痫的头晕目眩、恶心相一致，说明中医对先兆子痫已有较为深刻的认识。此外，《金匮要略》所载水肿说："妊娠有水气身重，小便不利，洒渐恶寒，起即头眩。"其中提到的水肿头眩，即为先兆子痫。

第一节　阳虚型子痫先兆潜证

该型主要病因为脾肾阳虚，其先兆潜证为面目虚浮而苍白，畏寒肢冷，食少便溏，下肢浮肿，头目眩晕，呕恶泛涎，尿少腰酸，舌质淡或青、舌体胖嫩、边有齿印、苔薄白或白腻，脉沉缓无力。

阻截治则：除健脾温肾之外，须加强利水以缓解脑水肿之势，方能防患转化为子痫之虞。方予温阳止痫汤：白术、茯苓、肉桂、天麻、钩藤、猪苓、泽泻、大腹皮。

第二节　阴虚型子痫先兆潜证

该型主要病因为胎毒灼阴，由于肾阴不足、肝阳上越，故先兆潜证为颜面潮红、头目胀晕、胸闷烦热、心悸失眠、恶心欲呕、便干溺短、舌质红苔黄而干、脉弦滑或细弦等症。如不及早阻截，可迅速转化为子痫。

阻截治则：除应滋肾水清胎毒热，还须注意平肝潜阳。方予育阴止痫汤：生龙骨、天麻、女贞子、龟板、旱莲草、白菊花、白蒺藜。

第三节　风痰型子痫先兆潜证

此型主要病因为胃痰肝热挟合胎毒，由于痰热化风，风火相煽、欲窜清巅，故主要矛盾为痰热风动，该型又称风痫型。其先兆潜证为体形肥胖，面赤油腻，头目胀晕，心惊肉跳，眼皮跳动，心烦意乱，起坐不安，舌红绛，苔黄燥或黄腻，脉弦劲。

阻截治则：宜清热涤痰、平肝息风。方予羚羊止痫汤：生地黄、白芍、竹沥、天竺黄、贝母、菊花、生石决明、全蝎、僵蚕。

第四节　血瘀型子痫先兆潜证

该型主要病因为瘀毒互结，脉络受阻，由于脉络拘挛与血瘀互为病理因果关系，致使母体脏腑及胎儿缺血加深加重，形成恶性循环，故此时必须打断脉挛与血瘀的恶性因果转化链。

症见孕前行经不畅、有紫黑块、腹痛，孕后有少量紫黑色漏血，腹部及四肢脉络有红丝显露，唇青舌紫，或舌有瘀点、瘀斑。该型特点为小腹时痛，舌紫黯有瘀点。

阻截治则：宜活血化瘀止痛。方予丹参四物汤加味：丹参、当归、川芎、赤芍、熟地黄、泽兰、茜草、桃仁。

第十章　死胎先兆

　　胎死为子死腹中，如不及早处理，其毒素可危害母体，下胎时也易因大出血而对生命造成威胁。因此，掌握胎死先兆，对及早发现、及早处理死胎具有十分重要的意义。

　　中医学对胎死腹中先兆及对死胎的处理已积累了丰富的经验，如《产孕集》曰："子死腹中，其候心腹胀闷，重坠异常，产母面赤舌青，指甲皆青，口出恶臭。"《丹溪心法》亦说："胎死腹中，则产母面青，指甲青，唇舌青，口臭。"在治疗方面，除强调谨慎，由于胎死腹中，大多有口臭、嗜睡、疲乏、面晦等中毒症状，因此中医强调宜速下救急，如《景岳全书》说："子死之证。宜速用下死胎方下之。"

　　胎死腹中可发生于妊娠的任何时期，孕三月以后胎死比较容易发现，因有胎动停止、胎心音消失、腹部不再增大等较明显特征。然孕三月前胎死则较难发现，胎死特征不明显，故本章重点论述孕三月前胎死先兆。

第一节　下血先兆

　　点滴下血为胎死腹中的重要信号，多为无痛性，色偏黑。与激经（妊娠行经）的区别是：胎死必见妊娠反应消失，子宫增大停止，下血不限月经期；而激经则下血仅在月经期间，妊娠反应不减，子宫继续增大。

第二节　瘀象先兆

如孕妇出现"舌上青黑""唇青口青"（《诸病源候论》）、"舌下之脉黑复青"（《妇人大全良方》）、"面青，指甲青，唇舌青"（《丹溪心法》）、"脉弦数而涩"（《妇科玉尺》）、下血乌黑如黑豆汁等，则为络绝胎死的瘀象外露。舌下络青为胎死的重要报标症之一，再结合胎动停止、胎心消失即可测知胎死。如漏下黑紫色血水则胎死无疑，而唇舌面目俱青又为母子皆危之凶兆。

第三节　恶浊先兆

孕妇如出现口臭、阴窍发臭和下浊臭秽，或下血臭秽，以及烦闷嗜睡、呕恶头晕、厌食等，则为胎死浊毒上冒之征兆。其中，头昏冒、诸窍发臭尤为子死腹中凶兆，而下少量黑血又常是胎死的征兆。

第四节　腹部先兆

正常妊娠之后皆自觉腹温渐增，如腹部反渐觉发凉，且不再增大，并渐缩小，孕妇自觉腹胀气促，腹部皮肤失其荣活之色，阴冷发凉，腹壁发黯、萎陷，则提示胎死之兆。《医宗金鉴·妇科心法要诀》对胎死腹中做了精辟的归纳，尤其强调"腹痛冷如冰"是胎死腹中的重要征兆。如曰："妊娠一切垂危候，母子存亡可预推，面赤舌青必子死，面青舌赤母命危，面舌俱青口吐沫，子母俱亡二命亏。""子死腹中须急下，舌青腹痛冷如冰，时久口中秽气出，寒热峻缓详斟平。"以上说明，腹冷为子死腹中的重要前驱症。

第五节　人中先兆

《黄帝内经》指出，人中部位候子处，如《灵枢·五色》曰："面王以下者，膀胱子处也。"子处，指生殖系统，包括内、外生殖系统和性器官。人中形态、色泽的变化能反映这些器官的状况，如人中形态正常，色泽红活，则提示内在生殖器官良好；反之，人中形态异常，色泽晦滞，或有瘀点、黑斑，则提示内在生殖器官存在疾患。由于人中能反映子宫的状况，因此无论妊娠、胎死，人中都是重要的观察部位。正常情况下，妊娠后母体气血兴旺，人中部位比常人明润红活；如人中出现暗晦或有黑斑，常为胎死的标志。另外，可以通过B超检查确诊。

一般而言，孕三月前胎死属先天肾气不足者，胎死易自下，故又称滑胎。而精神打击、跌仆挫伤、感染高热所致者，则死胎易滞留宫内，因此必须及早处理，以防死胎毒素对母体的危害。下死胎，可采用《金匮要略》中的桂枝茯苓丸：桂枝、茯苓、牡丹皮、芍药、桃仁、益母草、生大黄、枳实。下后恶血不尽，偏寒者，用生化汤：当归、川芎、桃仁、红花、炮姜、甘草、益母草、三七、蒲黄、五灵脂化瘀止血。偏热者下血臭秽，则去炮姜，加败酱草、金银花、黄芩、黄柏。

第十一章　早孕先兆

　　早孕先兆指妊娠早期的反应，妊娠早期大多数属生理反应，少数为病理反应。由于反应症状与许多疾病相类似而易于混淆，故掌握其早期先兆，对妊娠的确诊及对疾病的治疗是很有价值的。

　　早孕的首要依据为停经史，但由于许多疾病，诸如月经不调、虚劳、劳瘵、郁证，或气候异常、环境改变精神因素等，均可导致闭经，因此，停经并非早孕的特异依据，还必须结合其他反应进行分析。

　　此外，欲呕、厌食、乏力虽为早孕的重要信号，也并非早孕的特异反应，一些疾病诸如肝炎、胆囊炎、胃炎亦皆有类似症状。尤其内分泌疾病，如艾迪生病（肾上腺皮质功能减退）、希恩综合征（脑垂体功能减退），既有闭经，又有类早孕反应的症状，因此必须进行综合分析，尤其要了解先兆证规律，才能掌握其特异性。

　　早孕反应，应用中医"证"理论指导，大致可以分为脾胃虚弱型、肝旺型及痰湿型，从而突出了早孕反应的特异性，对与其他类病鉴别，以及早期确诊、早期治疗，具有独特的意义。

　　早孕诊断现代采用生物学试验（蟾蜍试验）、免疫学试验（血凝抑制免疫试验、快速胶乳凝集抑制试验）及放射免疫测定（双抗体快速测定法、放射受体分析法）等，均可早期确诊。

第一节　脾虚型早孕先兆

该型由于素体脾胃虚弱、脾运不健，孕后由于气血聚以养胎，致脾胃愈弱，因升降失常而脾胃不和。又因冲脉隶于阳明，孕后血海气盛引冲气上逆，致胃气失于和降，故恶阻频作。

先兆证为乏力，倦怠，食少，恶吐清水，晨起尤甚，大便不实，舌质淡、苔白腻，脉缓无力。故先兆特点为乏力、食少、晨吐清涎。

阻截治则：宜健运脾气，和胃止呕。方予香砂六君子汤：党参、白术、茯苓、法半夏、陈皮、藿香、苏叶、砂仁、生姜。

第二节　肝旺型早孕先兆

该型素形体偏瘦，肝气偏盛，或因七情不节，郁怒伤肝，孕后血聚养胎，致肝阴虚，肝气上越，胃失和降而作呕。

先兆症见口苦叹息，晨起眩晕，呕恶，乳胁发胀，烦躁易怒，偏嗜酸物，脉弦，舌苔薄、舌质淡。故先兆特点为眩晕、易怒。

阻截治则：宜清肝达木、和胃降逆。方予逍遥散加味：柴胡、白芍、茯苓、当归、郁金、白术、薄荷、黄连、竹茹、法半夏，头晕重加钩藤、白菊。

第三节　痰遏型早孕先兆

该型素有形体肥腴、痰湿阻遏中州之患。妊后气血下聚育胎，致气机不顺、中阳失运，引起津液内停，聚湿生痰，遏阻于中宫。

先兆证为泛恶较重，涎多而黏，胸脘满痞，心悸气促，四肢肿困，足胫浮肿，舌质淡、苔白腻，脉滑明显。以涎多而黏、胸脘痞闷、肢重而困为先兆特点。

阻截治则：宜健脾除湿，化痰和中。方予小半夏加茯苓汤：法半夏、茯苓、生姜、砂仁、豆蔻、苏叶、藿香。

早孕先兆和其他类似症的鉴别在于，早孕有停经史，呕恶、头眩等反应症状，晨起为甚，并有吐清涎、嗜睡、喜酸、懒动、人中气色红活明润、白带变化（白而稠）及脉象变化（脉滑或"妇人手少阴脉动甚者，妊子也"）等特异症状。

第十二章　惊风先兆

惊风又称为惊厥，以抽搐和意识不清为主要特征。包括风、痰、热、惊四大候，以及搐、颤、反、引、窜、视、搦、掣八症。惊风又分为急惊风及慢惊风两大类。其中，起病急暴、证属三阳的为急惊风；发病缓慢、证属三阴的为慢惊风。慢惊风发展下去可成为慢脾风。

惊风不是一个独立的疾病，而是发生于温病、伤寒等急性发热性疾患，久病、久泄等慢性营养障碍性疾病过程中的一个证候。

急惊风多为表、热、实证，慢惊风则属里、虚、寒证；急惊风主要病位在心肝，慢惊风则病在脾肾。急惊风主要为感受温热时邪，化热生火，或肝经热盛动风，或挟湿酿痰上蒙清窍，或内有积滞、复感热邪，或阳明热盛引动肝风等，皆可导致惊风。如风湿、春温、湿温、暑温、中暑、伤寒等，包括现代医学的流行性脑脊髓膜炎、流行性乙型脑炎、化脓性脑膜炎、肺炎球菌脑膜炎、流感杆菌脑膜炎、中暑、伤寒、脑型疟疾等。

慢惊风为温病后期热邪久留，真阴被灼，致水亏木旺、肝脉失濡而出现虚风内动；或因呕吐、腹泻致脾虚肝旺，虚风内动。多出现于急性发热性疾病后期，相当于现代医学之急性肠胃炎后期、霍乱、沙门氏菌属感染等。

第一节　急惊风先兆

凡发热性急证出现体温递升、烦躁不安、神昏发呆、两目直视、惊跳呼叫、摇头弄舌即为急惊风先兆。之后高热不退，神志昏迷，两目窜视，牙关紧闭，颈项强直，四肢抽搐，舌质红、苔薄黄，脉浮数。如出现深度昏迷、抽搐不止、呼吸喘促、面赤唇紫、瘀斑点点等，为瘀热极期惊风危象，预后不良。

阻截治则：宜清热平肝，速予羚羊钩藤汤：羚羊角（山羊角代）、钩藤、菊花、生地黄、川贝母、石决明、蚕沙，菖蒲、郁金、竹沥，加服小儿回春丹。典型征兆出现时，宜清热息风，方予清瘟败毒饮：石膏、生地黄、犀牛角（水牛角代）、黄连、栀子、桔梗、黄芩、知母、赤芍、玄参、连翘、甘草、牡丹皮、竹叶、僵蚕。见惊风危象时，宜清营凉血息风，急予犀牛角（水牛角代）地黄汤：犀牛角（水牛角代）、生地黄、芍药、牡丹皮、白芍，再服紫雪丹以息风止痉。

第二节　慢惊风先兆

一、真阴亏慢惊风先兆

慢惊风多发生于温病后期，热邪久羁，真阴被灼阶段，因此早期先兆证为真阴欲竭证，即见身热面赤，手足心热甚于手足背，口干舌燥，舌质红而干、少苔，脉细数无力或虚大。

阻截治则：宜育阴息风。可服加减复脉汤：炙甘草、干地黄、白芍、麦冬、阿胶、龟板、麻仁。见凶兆时，宜急予大定风珠加人参息风固脱救危。

二、脾胃阴亏慢惊风先兆

因呕吐久泄，伤耗脾胃之阴，则呈现脾阴不足先兆潜证。症见面色枯槁，目眶凹陷，皮肤干枯，口干唇红，舌质红绛、无苔，脉细数无力等。

阻截治则：宜育阴息风。方用连梅汤：黄连、乌梅，加天麻、生地黄、钩藤、僵蚕、竹叶。

第三节　慢脾风先兆

慢脾风是脾肾阳虚产生的败风，因此早期必然有脾肾阳虚先兆潜证，即见面色萎黄或苍白、精神萎靡不振、目睛发青、时弄舌、食欲不振、便溏尿清长、畏寒、四肢发凉、舌质淡白舌体胖嫩、脉沉无力等症。

慢脾风则由脾肾衰败，先后二天绝竭，精髓不生，致脑海失充而产生神昏、抽搐。慢脾风多由慢惊风转变而来，属正虚邪陷、虚风内动之危证。

阻截治则：宜暖水扶土，疏肝抑木。方予附子理中汤加味：制附子、党参、白术、炙甘草、钩藤、白芍、干姜。出现典型征兆时，由于抽搐比较明显，故应于上方辅以止痉散：全蝎、蜈蚣，以加强止痉作用。如风动不止，抽搐频作，为肝木横侮过甚，肝风不能息止凶兆，易导致气脱阳亡，症见面白唇青、呼吸急促、抽搐无力、汗出肢凉，为真阳将脱险证，急予回阳固脱，方宜参附汤加龙骨、牡蛎。

第四节　惊风凶兆

一、惊风闭证凶兆

症见热势鸱张、抽搐持续不减、深度昏迷、痰阻气急、面紫唇青，为风、痰、热三邪合邪，是急惊风的闭证，情况危急。征兆为气急，神昏不语。

阻截治则：宜清热涤痰、息风开闭。方予羚羊钩藤汤：羚羊角（山羊角代）、桑叶、川贝、龟板、鲜生地黄、钩藤、菊花、白芍、生甘草、鲜竹茹、茯神、菖蒲、竹沥。并先予至宝丹或紫雪丹开窍护神。

二、惊风脱证凶兆

如体温降低、四肢发凉、面白唇青、冷汗淋漓、抽搐无力、二便失禁、呼吸微弱、脉微欲绝，为慢脾风亡阳脱证。

阻截治则：宜回阳止痉固脱。方予参附汤加龙骨、牡蛎。

三、惊风昏迷凶兆

见惊风频作、昏迷不醒、面赤足冷、唇裂舌干、热汗黏黏、昏迷不醒、抽搐微弱、手绕撮空、脉细如丝等症，为惊风昏迷凶兆。

阻截治则：宜急填真阴，摄纳浮阳。方予生脉散：人参、麦冬、五味子，加山茱萸、生地黄、龙骨、牡蛎，并先予至宝丹开窍。

第十三章　疳证先兆

小儿疳证为小儿以脾损为主的虚劳病。

疳证的产生无论是因营养不良，还是营养过剩，皆会导致脾胃受损，运化不足，久之由于津液不生致脾阴亏耗。脾阴亏耗又产生一系列病理演变，即由于脾阴亏生热、热耗津液，致脾阴愈亏则虚热愈炽，虚热愈重则津液愈亏，如此脾阴亏和内热炽互为病理因果关系，促使津液内亡，终将导致脾的伤损加剧，脾胃运化功能日减，脏腑失养，饮食不为肌肤而羸瘦虚惫，形成严重的营养紊乱，最终导致疳证。

第一节　脾疳先兆

脾疳的主要病机是脾胃紊乱，致清浊升降失司，燥湿不调，刚柔不济，因此患儿存在脾胃虚损的先兆潜证，即症见面黄饥瘦、腹胀、厌食、喜食甘香之物、脾气怪、喜哭、舌质淡苔白腻、脉沉缓等。

阻截治则：宜平调阴阳、缓补脾胃。方予参苓白术散：莲子肉、薏苡仁、砂仁、桔梗、扁豆、茯苓、党参、白术、山药、山楂、甘草。

虫疳属于脾疳的范围，由喜食肥甘而致的脾疳，容易演变为虫疳，先兆证为流涎、龄齿、肛门发痒、面有白色虫斑。治宜清热除湿、健脾杀虫。方予连梅安蛔汤：黄连、川椒、白雷丸、乌梅肉、生川柏、槟榔。

第二节 肺疳先兆

肺疳由脾疳演变而来，盖土生金，脾与肺除有五行相生关系外，在津液和气的生成与输布两个方面也密切相关。气的生成有赖于脾的运化和肺的呼吸功能，脾吸收的水谷精微和肺吸入的清气，组成宗气，津液的运化靠脾，而输布则靠肺，只有脾肺功能正常，津液才能生成和敷布，故脾肺二脏在生理上相互联系，病理上互为影响。

肺疳的早期先兆潜证为脾肺气阴两虚，即除有脾疳的腹胀、食少之外，还见面白、咳嗽，午后两颧发红。继续发展下去，可见骨蒸潮热、咳痰咯血、皮肤干皱、盗汗气促、倦怠虚疲、肋骨串珠、胸背凸驼等。肺疳先兆的特点为乏力少气、潮热盗汗、皮肤憔悴，全因肺主气、肺主皮毛之故。

阻截治则：宜养肺阴益脾气。方予百合固金汤：百合、麦冬、玄参、生地黄、熟地黄、当归、白芍、桔梗、甘草、贝母，合参苓白术散加减。

第三节 肾疳先兆

肾疳的特点为肺脾肾互病，肾主水，为五脏之阴，肾又主气，故肾疳主要病理为水、气、阴的异常。

先兆潜证除脾、肺先兆外，还具颧赤面黑、头昏耳鸣、潮热骨蒸、舌质红少苔、脉细数无力等肾阴虚症。如继续发展下去，见骨细如柴、头大颈细、毛发稀疏、肢软行迟，小儿出现五软五迟（头项软、身体软、口软、肌肉软、手足软，行迟、齿迟、囟门闭迟、语迟、坐迟）则为典型肾疳。肾疳的特点为骨骼病理改变：骨软、骨迟，因肾主骨，故又称骨疳。

阻截治则：宜益脾滋肾。方予六味地黄汤合参苓白术散化裁。

第四节 肝疳先兆

肝疳可由脾疳发展而来，早期先兆潜证除具脾疳症状，如腹胀厌食、喜食异物、大便时干时稀之外，还有面色无华、急躁易怒、目干如雾等症。报标症为面色发青、目雾雀目。如继续发展则出现肝疳的典型征兆：雀目夜盲，蒙雾生翳，爪甲不荣，面青羸瘦，青筋外露，毛发怒直枯焦，发怒干哭，潮热盗汗，脉细弦，舌质红、苔黄腻。由于肝开窍于目，肝主筋，故肝疳的特点为目蒙夜盲及面青筋露。

阻截治则：应在健脾的基础上辅以养肝疏肝。方予参苓白术散合一贯煎化裁：人参、白术、茯苓、山药、砂仁、白芍、川楝子、枸杞子、山楂肉、鸡内金、麦芽，以及加驱虫药：使君肉、槟榔片、雷丸等。

第五节 心疳先兆

脾疳、肝疳、肾疳皆可发展为心疳，而肾疳更易演变为心疳。早期先兆潜证除脾疳症状之外，还会出现心烦气躁、睡眠不安、口舌生疮及弄舌等症。典型征兆为面黄肌瘦，五心烦热，惊惕不安，夜哭不眠，口疮溃烂，吐舌弄舌，羸瘦渴饮，小溲短赤，大便干，舌质红、舌尖干赤，脉细数。由于心开窍于舌，心主血脉，故心疳特点为心烦鼻衄，口舌生疮。

阻截治则：宜养阴清心，健脾开胃。方予导赤散：生地黄、木通、甘草梢、淡竹叶、麦冬。见典型征兆，则宜养阴清心除烦安蛔。方予平心疳汤：竹叶、甘草梢、黄连、党参、白术、莲子、山楂肉、麦芽，酌加驱虫剂，如使君子、榧子、芜荑、苦楝皮、雷丸、南瓜子、贯众。

第六节　疳证凶兆

疳证常表现为以下凶兆：

由疳证发展为五软：颈软、手软、足软、肉软、骨软；五迟：齿迟、语迟、行迟、坐迟、囟门闭迟，多见于肾疳后期，为劳疳的不祥信号。

出现口腔迅速溃烂、高热，为走马疳凶兆，多见于心疳及脾疳后期，预后不良。

出现目雾生翳，角膜溃疡，最终会导致目盲危险，为肝疳凶兆。

出现咯血、盗汗、潮热、虚羸为肺疳凶兆，系肺疳证转为劳瘵的标志。

如出现痴呆、弄舌、喜笑，则是智力发育受到影响的征兆，为脑疳的信号，临床上五脏疳皆可发展至脑疳。

第十四章　麻疹先兆

　　麻疹是儿科最常见的疾病，是一种发疹性时温病，系感受麻毒病邪所致，传染性很强。

　　肺主皮毛，开窍于鼻，卫气行于表，麻疫时邪从口鼻入侵，故肺卫首先受邪，因而首发为发热、喷嚏、流清涕、畏光、流泪、咳嗽等症。如正气不虚，则疹毒从躯体皮疹外透而邪出病愈；如肺胃素有蕴热，则疹热与内热相搏而毒蕴热炽；如侵入营血，则致热高疹密、色紫衄血（出血性麻疹）；甚至热闭心包而出现神昏，或引动肝风而昏迷惊厥（中毒型麻疹合并脑炎）；或麻毒内闭，疹忽旋收，喘促胸高，诸证变生（麻疹合并肺炎）；或吠样喉鸣，喘促唇紫（合并喉炎）。如患儿正气素虚，心阳不足，则可渐现面色青灰、冷汗淋漓、四肢厥冷、脉微欲绝等麻疫外脱险证（麻疹合并心衰）。此外，麻疹后期还会遗留麻毒痢、流冷泪等疾患。

第一节　麻疹早期先兆

　　（一）发热前信号

　　发热前一周，患儿可有精神不振、烦躁哭闹、目睛微赤等不典型先兆。

　　（二）出疹前先兆

　　出疹前除呈现一般肺卫症状，如发热、咳嗽、流涕、喷嚏之外，还有面肿腮赤、目胞浮肿、泪盈欲溢、手足乍冷乍热、烦躁不安等症状。常见两手心、两脚心、胸心（五心）疹点隐隐。此外，口腔黏膜内出现白点、白斑（西医称科白尼氏斑）。五心疹及口腔黏膜疹常同时出现，是麻疹的早期重要信号。

如上述疹前先兆逐渐加重，则可进入出疹期，症见发热不退、目赤流泪、眼睑黏黏、咳嗽频作、烦躁不安，皮肤疹点隐隐，或密出，则为麻疹典型征兆。与风疹的区别为，风疹无明显眼部症状，疹点无麻疹稠密且不碍手，虽有高热但全身症状较轻。

（三）阻截治则

麻疹性质为表热实证，在出现发热前不典型先兆症时，宜辛凉疏透，宣毒发表，应以桑菊饮：桑叶、菊花、桔梗、连翘、薄荷、杏仁、苇根、甘草、淡竹叶、金银花。

疹点出现时，应急以升麻透疹汤：防风、连翘、牛蒡、蝉蜕、紫草、荆芥、竹叶，以解肌透疹。

疹子较密集热较高的，应清热透疹加重解毒。方予解毒化斑汤：荆芥、防风、金银花、连翘、紫草、蒲公英、板蓝根、竹叶、赤芍、甘草。

如邪陷营血，热深毒重，疹子密集，应以化斑汤：犀牛角（水牛角代）、赤芍、紫草、板蓝根、西河柳、竹叶、生地黄、甘草，可清营化斑。

如正气欲愦，疹隐不出，应清营凉血、强心透疹。方予人参化斑汤：人参、犀牛角（水牛角代）、赤芍、紫草、甘草。

如麻毒下移大肠并下痢，应透疹达邪、清热解毒，方予葛根芩连汤：葛根、黄芩、黄连、蒲公英、紫草根。

如疹后热退，应养阴扶正。方予沙参麦冬汤加味：沙参、麦冬、玉竹、冬桑叶、花粉、生扁豆、白薇、山药、芦根。

第二节　麻疹逆证险兆

一、麻毒内闭凶兆

（一）闭脑窍先兆

麻毒过重、积热炽盛，则毒热壅盛充斥于内、上攻于脑，如出现神迷、昏睡、惊呼，则为邪闭脑窍先兆。

阻截治则：急予羚羊钩藤汤息风醒脑开窍：羚羊角（山羊角代）、钩藤、桑叶、菊花、川贝、鲜生地黄、茯神、白芍、竹茹、石菖蒲、甘草；如失治则迅速昏愦、惊厥、抽搐（并发脑炎），则急用安宫牛黄丸、紫雪丹。

（二）闭肺窍先兆

如肺腑素有痰热内伏，则麻疹邪毒与肺热相搏，易壅遏于内，邪闭肺窍。早期先兆为高热不退，咳声不畅、胸闷气憋、烦躁痰鸣、舌质红、苔黄腻。

阻截治则：速服宣肺化痰清热之剂，如麻杏石甘汤：麻黄、杏仁、生石膏、甘草、竹茹，以避免或减轻发展。如失治则渐出现喘憋鼻翕，口唇青紫，疹色紫黯，舌质红绛、苔黄腻而干，则提示邪毒已由郁肺发展至闭肺，可用麻杏石甘汤加石菖蒲、郁金、胆南星、葶苈子、竹茹开肺。

（三）闭喉窍先兆

喉为肺窍，如热毒袭肺、邪毒上攻、喉道被阻、咽喉疼痛、咳声嘶哑为其先兆。

阻截治则：应速予宣肺利咽之品：麻黄、杏仁、牛蒡子、桔梗、马勃、射干、马兜铃、白芷、山豆根等。如继续发展下去，可见喉出吠声、气急鼻翕、喉中痰鸣等喉闭凶兆，应立施锡类散吹喉，并急予解毒清喉饮以清热解毒、涤痰开窍：麻黄、杏仁、牛蒡子、射干、山豆根、马勃、板蓝根、蒲公英、升麻、紫草、甘草，热重加生石膏。

（四）闭腑窍先兆

肺与大肠相表里，麻疹患儿应保持大便通畅，使肺热毒有下趋之路。如平素肠有热蕴，感受麻毒，则易导致毒壅肠腑，腑气不通，以致热毒上攻，使肺窍更为壅闭。其征兆为腹胀便闭。

阻截治则：应急予增液承气汤：玄参、麦冬、细生地黄、大黄、芒硝、甘草，可增液泄热、通便开窍，以解肺闭之急。

（五）闭目窍先兆

麻毒入侵，如肝经热盛则热毒上攻目窍，初以两眼红赤、眵多为早期先兆，倘及早予服清肝明目之品，如银花、菊花、木贼草、密蒙花、谷精草等，或可缓解。如继续发展出现眼红肿疼痛，目雾如蒙，则为毒闭目窍，又当予解毒明目方：桑叶、菊花、紫草、龙胆草、蝉衣、木贼草、谷精草、赤芍、石斛、生地黄、甘草，后期可辅用石斛夜光丸以养阴明目。

（六）闭耳窍先兆

如肝胆经有郁热内蕴，则麻毒易侵袭两耳，出现烦躁耳痛先兆。

阻截治则：宜急施予龙胆泻肝汤：龙胆草、栀子、黄芩、柴胡、生地黄、车前子、泽泻、木通、紫草、白芍、甘草。如失治发展下去，可出现耳聋失聪的耳窍壅闭症状，甚至内攻入脑，造成痴呆、瘫痪等症，故应及早施治。

（七）闭口窍先兆

如阳明经素有伏热，麻毒循经上攻，壅郁于口，则易导致口龈脓肿，早期先兆为口臭、口内生小疮。

阻截治则：应用清瘟败毒饮以清火泻毒：犀牛角（水牛角代）、生石膏、黄连、生地黄、栀子、黄芩、桔梗、知母、赤芍、玄参、连翘、牡丹皮、淡竹叶、甘草。

二、麻毒脱证先兆

患儿素体虚，感麻毒疫邪后正气不支，以致邪毒内陷造成脱证，或内闭外脱，症情险恶，预后不良。

（一）亡心阳脱证

由于心阳素虚，平日即有面白心悸、气短乏力等心阳虚先兆潜证，感麻毒后正伤，心阳渐衰，开始呈现面色㿠白、口周微青、烦躁不安、气促心悸等心阳欲脱先兆。

阻截治则：即予生脉饮，重用人参，可益气扶阳防脱，如失治则心阳暴脱（亡阳），症见喘促气短、面唇青灰、冷汗淋漓、躯体厥冷、四肢发凉、恍惚心悸，甚至昏迷不醒、舌质淡紫、脉微欲绝，急以参附汤加龙骨、牡蛎，可扶正固脱以救垂危。

复苏之后，如见面赤足凉、虚烦不安、脉大无根，又为亡阳导致亡阴、真阴亏损、虚阳浮越的险象，应以生脉散加味以益阴固脱：人参、麦冬、五味子、龙骨、牡蛎、山茱萸。

（二）大肠脱证

肠胃素虚之体，麻毒入侵后，毒易移至大肠，由于肠虚不能胜邪，故腑气下脱致泄利不止，最终津竭而阴脱阳亡。亡阴之兆为身热面赤，汗热而黏，四肢温和，口渴气粗，脉细数无力，舌红而干。

阻截治则：急予生脉散加龙骨、牡蛎育阴复脉固脱，否则阴损及阳，真阴不足，真阳无依，被格脱于外，则呈身热面红如妆，干呕心烦，脉浮大无根，又应急予参附汤合龙牡以潜阳固脱。

第十五章　衰老的探讨

第一节　中医对衰老的认识

衰老是一种自然现象，祖国医学认为，人的衰老与肾、心的关系最为相关。如《素问·上古天真论》曰，"肾气衰，发堕齿槁"，"肾藏衰，形体皆极"，"肾气盛，齿更发长"，"肾气平均，筋骨劲强，故真牙生而长极"，"肾气盛，天癸至，精气溢泻，阴阳和，故能有子"。这说明肾气与人体生长发育、生殖衰老皆有着密切关系，因此肾亏是导致人体衰老的主要因素。《黄帝内经》认为人的自然寿命应是100岁，这与现代科学认为人的自然寿命应120岁极为相近。衰老的年岁，《黄帝内经》认为是从40岁开始，《素问·阴阳应象大论》曰："年四十，而阴气自半也。"《灵枢·天年》曰："四十岁……腠理始疏，荣华颓落，发颇斑白。"

中医十分重视肾精耗竭与衰老的关系，如《素问·上古天真论》说："以欲竭其精，以耗散其真……故半百而衰矣。"衰老的主要机制在于气化功能的减弱和全身阴阳的失调，从而使体内脏腑精气神失去平衡，终从精衰发展为气衰，最后神衰、形坏而老死。从西医的角度来看，肾衰除关系着细胞的分裂、氧化外，尤其关系着内分泌的失调和免疫功能的降低。肾为先天之本，遗传基因与肾的关系最大，核糖核酸的调节也与肾相关，皆可以说明之。

衰老与心也甚为相关，心在人体的重要功能如《黄帝内经》所说："心者，君主之官也……主不明则十二官危，使道闭塞而不通，形乃大伤，以此养生则殃。"心主身之血脉，心气虚血脉运行无力，血流缓滞为心血管的病变及脏腑衰老提供了病理基础，心的状况决定着肾气的盛衰，从而也影响着衰老的进程。

另外，心藏神，为君主之官，主宰着人体的精神情志活动，如心神失调导致神衰，神衰又易引起形衰，故心神对衰老有着决定性的影响。如《灵枢·邪客》说："心者，五脏六腑之大主也，精神之所舍也，其脏坚固，邪弗能容也。容之则心伤，心伤则神去，神去则死矣"。故有"养生先养心"之说。

衰老与脾的关系也很密切，脾为后天之本，脾的运化关系着升清降浊的过程，从而影响着生机的存亡，所谓"出入废则神机化灭，升降息则气立孤危"（《素问·六微旨大论》），故《黄帝内经》极为强调胃气的存亡与生命功能的关系，如曰"人无胃气曰逆，逆者死"，这说明胃气对生命功能有着重要的影响，因此，对衰老的早迟也起着决定性意义。

衰老与肝也攸关，肝主升发、疏泄，肝气的充旺影响着气血的通达，并对生机起着重要的振奋作用。如肝气不充，失于疏泄，导致气血怫郁、生机萎颓，则早衰来临，故五脏之中，肝气是最早衰老的脏器。

衰老与肺也很有关联，肺主一身之气，司阳气的敷布及宗气的推动作用，肺气充则生机旺盛，肺气虚则气布无力，气化无以进行，故肺气的盛衰影响着人体的生命功能状况。肺又是主治节的器官，对人体的气化过程起着重要的调节作用，如肺气虚则气化无力，肺失治节则人体生理功能失于协和，故早衰来临。

综上所述，五脏功能减退皆可导致早衰，结合现代医学来看，如肺衰则少气，导致细胞氧化、代谢功能减退；心衰则失神，造成中枢神经系统紊乱，失其主宰作用，对微循环功能形成障碍；肝丧失其生发疏泄，而使酶系统的激活作用、神经系统的调节作用失司，此皆为早衰的因素，尤其脾肾二者为先后二天之本，影响着人体的造血系统及内分泌系统，故此二者的盛衰对人体衰老的早、迟有着决定性意义。

第二节　现代医学对衰老的认识

一、中枢神经系统衰退学说

大脑皮层中枢神经系统，是人体的调节中枢和主导系统，为维持内环境平衡的重要部门。如长年从事紧张的脑力劳动，脑力耗损过度，大脑皮层受到严重的精神创伤，则易衰老；如一些精神崩溃的人突然衰老下去，说明中枢神经系统对衰老的影响是巨大的。丘脑下部及纹状体苍白球系统的功能随年龄而减退，神经元不会再生。人体只有140亿个神经元，从成年开始，脑细胞便逐渐退化、减少，并且脑细胞不会进行有丝分裂。约1万个，脑细胞的损耗便成了衰老的因素之一。目前对于神经节中脂褐质沉积是造成衰老的这一学说，已经受到争议，但神经元不可逆的耗损依然是衰老的重要因素，神经元的损耗削弱了对人体整体的调节作用，致身体其他器官功能紊乱，因而产生衰老。故有人提出大脑重量与寿命相关学说（脑的衰老包括神经递质的退化、脑细胞RNA和蛋白质合成的下降等）。总之，中枢神经系统衰老在衰老过程中起主导作用，大脑是人体的司令部，故有人体大脑的衰老是整个衰老过程的中心说。这一学说的支持者认为下丘脑及垂体的衰老是整个衰老过程中起决定性作用的环节，而主要原因则是机体的失控及内外环境的平衡失调。

二、内分泌紊乱学说

内分泌紊乱（包括内分泌减退或亢进），与衰老有一定关系，但并非衰老的原发变化，而是全身性衰老的一部分。并不否认内分泌损耗带来的衰老，尤其卵巢、甲状腺、脑垂体、肾上腺、胸腺的减退，往往诱导人体迅速衰老。目前，因性腺衰退对胸腺缺少刺激而致胸腺萎缩，促使衰老加速的学说正被引起注意。

三、免疫功能减退学说

主要为免疫潜能减少和自身免疫增加，如胸腺萎缩、T淋巴细胞活性下降，抗体产生细胞的监视功能削弱，形成自身抗体，导致自身免疫破坏，从而促成衰老。加之T淋巴细胞敌我不分，故细胞的异常增生不能限制，而自身的正常细胞却被消灭，因而易罹患各种肿瘤及免疫系统疾病而加速生命的结束。故胸腺的萎缩和T细胞的损耗是促使衰老的原因之一。

四、细胞衰老学说

持此学说者认为，细胞突变引起衰老，主要为细胞染色体畸变，以及细胞发生了原发性变化以后，导致细胞内蛋白合成功能减退之故。因此，有人认为，胚胎细胞分裂在人体内进行50次后，死亡便来临，如果保养不够，耗损太过，加速细胞的分裂，则相当于把"寿命钟"拨转得太快，实际上也等于加速衰老的来临。人只有50亿～60亿个细胞，随着年龄的增加和细胞的不断分裂，人体内的细胞数目在不断减少，寿命便也在逐渐减少。

五、差误学说

该学说主要指细胞内蛋白质在合成过程中，有一次复制过程中核酸的密码出现错误，这样便发生排列错误，装置脱位，导致模板"走样"，一错再错，便促成了细胞的老化。具体为细胞内氨基酸排列顺序密码发生了错误，DNA（脱氧核糖核酸）具有复制下一代细胞中核糖核酸及合成蛋白质的作用。如果其模板复制发生"走样"，蛋白质的合成出现了误差，DNA合成蛋白质过程出现了误差，那么哪怕是极小的误差，都会成为促使细胞老化的因素之一。

六、分子钟学说

人体各系统都存在着生物钟节律，如局部与整体的生物钟不同步，亦是诱发衰老的因素之一。因此，强调时间医学也是抗衰老的积极因素。有学者解释，人的寿命是一种特定的生理周期，所谓"寿命钟"，即有一定的寿命系数，到了一定的时刻，特定的遗传系数便会定时激活衰老程序，即所谓的"程序性衰老学说"，这和人体存在控制衰老和寿命的遗传基因有关。我国两千多年前《灵枢·天年》，早已提出人的寿命是天年，即人的寿命是有一定的寿数的，和现在的分子钟学说颇为吻合。

七、细胞间隙占据学说

该学说主要认为，细胞间隙被代谢废物堆积而使细胞老化，这些衰老渣滓侵蚀正常细胞，妨碍正常细胞的代谢，导致自身中毒，脂褐质在细胞内聚集，透明质酸减少，代之以胶原，当毛细血管、淋巴管及细胞之间被胶原充填，衰老便很快开始。

八、细胞突变学说

该学说认为，染色体畸变是诱发衰老的主要原因。除寿命钟的因素外，衰老还与电离辐射、放射线、紫外线等有关。

九、营养不良学说

长期营养不良，缺乏细胞代谢所必需的氨基酸、脂肪酸、维生素及辅酶等，能致细胞代谢不良而加速衰老。目前又有人提出，人体共需26种微量元素。其中尤以碳、氢、氧、氮、硫、钙、磷、钾、钠、氯和镁11种为最基本。其余，铁、锌、铜、锰、镍、钴、钼、硒、铬、碘、氟、锡、硅、钒、砷15种是不可少的。尤其人体必需的，如铁、锌、硒、锰、铜、碘、钼、钴、铬、氟10种，缺少了这些元素，细胞代谢不能正常进行，也是加速衰老的因素之一。

十、循环障碍学说

该学说认为，微循环系统是人体新陈代谢的交换场所，人体真毛细血管的总长度可达10万公里，占全身血管总长度的90%以上，但平时只有20%左右开放，说明微循环系统的储备力是很强的。按照这可观的储备，应该是不易早衰的，但由于代谢废物的沉积和病理性代谢渣滓的黏着破坏了很多微血管床，使管腔狭窄，甚至封闭，致微循环发生障碍，从而使生命的交换受到限制，于是导致细胞的衰老。

十一、胸腺学说

该学说认为，胸腺与衰老密切相关，一旦胸腺分泌量减少，包括性腺衰退，对胸腺的刺激减少，胸腺即提早衰退。但胸腺的衰退只是诱导衰老的原因，而非衰老的根本原因。

十二、自体中毒学说

人体是一个生物体，不断进行着新陈代谢，如代谢产物不能正常排出，堆积于体内，长期即易形成慢性中毒。肠道系统是产生自体毒的主要场所，因此保持大便通畅，是防止自体中毒、抗衰老的措施之一。另外，目前有人提出保肝的重要性，因为肝是人体的重要解毒器官，肝的解毒能力一旦减弱衰老便开始了，因此，肝衰老是衰老的一个重要方面。

第三节　衰老的先兆

衰老先兆虽然先见于形衰，但神衰事实上早已开始，一旦神衰出现，则意味真正的衰老已进入不可逆转的阶段。

一、形衰先兆

中医认为，女子比男子早衰老五年左右，即从三十五岁开始，如《素问·上古天真论》曰："女子……五七（三十五岁）阳明脉衰，面始焦，发始堕。"就是说，女子以阳明脉衰为始，并以面衰为先兆，因阳明经为多气多血之经，女子经带胎产等生理特点均以耗亏气血为主，故衰老先显现于足阳明经，足阳明经循面，故女子衰老先兆首先发露于面部。另外，肝藏血，《素问·六节脏象论》曰"肝……以生血气"，肝主疏泄，又司血量调节，女子以血为本，故最易耗血伤肝，肝开窍于目，因此，目渐昏花、眼目色晦暗，为女子衰老的重要标志。

男子则先以肾气衰为先，因男子的生理特点以精的亏耗为重，肾藏精，精损则伤肾，发为肾之外华，齿骨皆属于肾之荣，故男子衰老先露于发齿。如《素问·上古天真论》曰"丈夫……五八（四十岁）发堕齿槁"，示下元根蒂已摇。但因腰为肾府，肾亏最易反映于腰，故腰酸无力为男子衰老的重要信号，尤其男子性功能在四十岁以后逐渐下趋，如《素问·阴阳应象大论》曰："年四十，而阴气自半，起居衰矣。"由上述可见，男子衰老先兆起于下，因男子以精为根，故以肾先衰为标志。女子衰老先兆则先见于上，因女子以血为本，故以肝及阳明脉衰为先露。

衰老发展的程序，无论男女，皆以五脏相生关系为其序，即肾衰→肝衰→心衰→脾衰→肺衰，又复肾衰。如此循环下去，最后以肾竭告终，因肾受五脏六腑之精而藏之，故肾竭则生机必将泯灭。如《灵枢·天年》曰："四十岁……腠理始疏，荣华颓落，发颇斑白……五十岁，肝气始衰，肝叶始薄，胆汁始灭，目始不明。六十岁，心气始衰，苦忧悲，血气懈惰，故好卧。七十岁，脾气虚，皮肤枯。八十岁，肺气衰，魄离，故言善误。九十岁，肾气焦，四脏经脉空虚。百岁，五脏皆虚，神气皆去，形骸独居而终矣。"以下为五脏形衰先兆。

1.肾衰先兆

发落齿摇，耳聋腰酸，为肾形衰先兆，因发为肾之外华，"肾者，其华在发"（《素问·六节脏象论》）。齿为骨之余，肾主骨，肾开窍于耳及腰为肾腑之故。

2.肺衰先兆

涕出皮皱，为肺形衰先兆，因"鼻为肺窍"，肺虚则涕泪俱出，皮为肺之外华，故肺衰则皮先坏，肺生皮毛（《素问·阴阳应象大论》）曰：肺主皮《素问·宣明五气》。

3.脾衰先兆

唇萎肉脱为脾形衰先兆，因唇为脾之外华，其华在唇四白（《素问·六节脏象论》，脾生肉《素问·阴阳应象大论》）。肉为脾所主，脾主运化，故脾衰则唇、肉先坏。

4.肝衰先兆

眼花爪枯为肝衰先兆，因肝开窍于目；"五脏六腑之精气，皆上注于目而为之精"（《灵枢·大惑论》）；肝受血而能视（《素问·五脏生成》）；肝应爪（《灵枢·本藏》《素问·六节脏象论》）皆足以说明。

5.心衰先兆

舌萎脉露为心形衰先兆，因舌为心之苗。《灵枢·五阅五使》曰："舌者，心之官也"，故心衰则舌萎不灵。《灵枢·九针》曰："心主脉。"心衰则气血不运，脉道不利，故青筋明显，脉络外露。如《医林改错·上卷》说："青筋暴露，非筋也……血管也，内有瘀血也。"

五脏先兆出现的先后，常取决于某一脏气先天禀薄或后天失养，不一定按照上述规律。但一般情况下，男子先衰于肾，女子先衰于肝。

二、九窍不利衰老先兆

中医认为，九窍不利是衰老先兆的重要标志，因九窍为五脏的外窍，根据脏象理论，脏藏于内，象必见于外，如张景岳曰"脏居于内，形见于外"，故脏气的衰老必外见于九窍。如目为肝窍，肝气衰先见"目始不明"；如《灵枢·天年》说"肝气始衰……目始不明"；舌为心之苗，心气衰减先出现舌窍不利。口为脾之外窍，故口淡纳减为脾气衰的先露。鼻为肺之窍，肺气衰则涕泣俱出，嗅觉减退为其早发症。耳及二阴为肾之外窍，故肾气衰以耳聋、听觉减退、二便不利为其衰老信号。

九窍不利衰老先兆常出现于形衰之后，为形衰的进一步发展，并常为五脏神衰的前兆，如心气衰、舌窍不利，常为心神衰、神离魂散的前兆。

三、神衰先兆

衰老以形衰最先出现，神衰为形衰之继，待形衰发展至神衰时，衰老已进入不可逆转的阶段。如心藏神，心神衰老则神离失去主宰，致五藏神乱，如《灵枢·大惑论》曰："神劳则魂魄散，志意乱。"肝藏魂，胆主决断，肝胆魂衰则魂游无断。肺藏魄，肺魄衰则神恍"言善误"，如《灵枢·天年》曰："肺气衰、魄离，故言善误。"脾藏意，肾藏志，如《灵枢·本藏》曰："志意者，所以御精神，收魂魄，适寒温，和喜怒者也……志意和合则精神专直，魂魄不散，悔怒不起，五脏不受邪矣。"故脾肾神衰则精神乱，志意散。此外，脑髓衰减脑力减退，是肾神衰的早期重要标志，因肾藏精，精生髓，脑为髓之海故也。

综上所述，衰老是一个由形衰到神衰的发展过程，形衰先兆虽然较先出现，但人体是一个形神统一的整体，因此，在形衰先兆出现的同时，神衰实际已潜在地进展着，故在形衰外露出现时，尤应警惕神衰的匿兆。此外，九窍衰先兆是对五脏衰老有独特意义的征兆，亦是不可忽视的衰老信号。

第四节　如何抗衰老

怎样才能抗衰老？其关键在于截断衰老恶性因果链。一般而言，自然衰老只是一种生理性的、缓慢的、退行性的变化，自然衰老是不可抗拒的生物规律；而病理性衰老则是一种进行性的、不可逆的恶性循环。但截断和阻滞病理性衰老的恶性进展还是有可能的，要使病理性衰老延缓发展，必须做好以下措施。

一、阻断心理衰老

心理衰老对病理衰老有着恶性反馈作用。心理衰老可诱导和促进病理衰老，如《黄帝内经》曰"怒伤肝，恐伤肾，思伤脾，喜伤心，悲伤肺"。病理性衰老又可加重心理衰老，二者形成恶性因果循环，因此截断心理衰老是阻遏病理衰老的重要环节。中医强调"恬淡虚无""精神内守"，即是为了防止心理衰老而提出的。防止心理衰老的关键在于"调神"，这是中医养生防老的重要措施，《灵枢·天年》曾言"失神者死，得神者生"，这强调了精神情志在衰老中的重要地位。调神是消除自体中毒的有效办法，有学者曾提出，人在嫉妒时，自体产生的毒素足以使一只小老鼠致死，说明情志不节对人体是非常不利的。情感的恶性刺激对人体的影响是巨大的，而过度的悲伤、无法排解的痛苦和长期的精神压抑对人体更是有害的。因此，中医十分强调节制情志，以维持心理平衡，从而保持生理平衡，使生命活动得以维持正常，这是防止衰老的重要措施。

二、避免超负荷运转

过度劳作，包括劳心太过、劳神太过，或体劳、房劳太过，都会导致机体超负荷运转。超负荷运转导致人体精神过度紧张、虚性亢奋，必然引起人体消耗过度，从而形成负性平衡，是诱导早衰的重要因素之一。超负荷运转的危害性在于增加人体的消耗，这和养生是相违背的。《黄帝内经》很重视保养，注意减少不必要的耗损对延缓衰老的作用。如《素问·上古天真论》提出"不妄作劳"，避免"以欲竭其精，以耗散其真"。"寿命钟"在人体中是有一定极限的，如"寿命钟"拨转得太快，则寿终之日就会提早到来。脑的损耗太过尤其是早衰的重要因素之一，因为脑细胞不会进行有丝分裂，人的一生中大约只有140亿个脑细胞，损耗一个就少了一个，损耗了的不可能再生，耗费太过则会加速脑衰的来临。而脑衰则失其司令主宰，导致全身失控，于是诱导衰老的早至。故《黄帝内经》极为强调"御神"，避免"劳神""劳心"太过，实是养生防衰的重要原则，亦即避免超负荷运转的措施之一。

三、加强肾精的储备

肾精的耗损是早衰的根源，因此保护肾精是截断衰老的第一要义。肾精是五脏六腑精气的根本，肾精的耗损影响着整个人体。性生活虽然是一种生理行为，但对人体的消耗却很大，节欲保精是十分必要的。因此，男子早衰多责于肾精的亏耗，实在是有道理的。此外，肾气的盛衰关系着人体内分泌系统的贮备，内分泌的损竭如同灯油耗尽，生机将泯，因此，防止纵欲，保护肾精，实属防止早衰的关键。

四、减少人体废物的堆存

必要的营养和能量是维持生命所必需的，但贪食肥甘使人体仓库储备量大增，无疑加重了心肺的负荷。一方面胃壁的厚度是有限的，恣食饱胀，胃黏膜极易受损，而使消化力减弱；另一方面摄入量太多，与排出量不能平衡。过多的废物堆积，填塞了细胞空间，也是衰老的原因之一。因此有人主张，适当的"饥饿日"可以缓和摄入与排出之间的不平衡，以减少废物的堆积，并使脾胃得到一个"星期天"的休息，这对阻断衰老无疑是有益的。

五、预防脑衰

预防脑衰是抗衰老的一项重要措施。大脑是人体的中枢，具有支配及主宰人体一切活动的作用，因此脑衰必然导致人体失调失控而致形体衰老。1976年，Franks、Finch等发现大脑的"衰老控制中心"部位在下丘脑及脑垂体。该部位失调则导致丘脑—脑垂体—内分泌靶腺之间的相互依存、相互制约的关系失调。神经—内分泌的紊乱，会引起全身物质代谢的障碍及各器官功能的失职，从而导致衰老，这是衰老的一个主要原因。

另外，脑血管动脉粥样硬化，使血管腔变狭、血流黏滞，影响大脑的供血，以及大脑细胞间质被脂褐质充填，从而影响脑细胞的生化代谢等，都是脑衰的原因。脑衰必然波及全身，因此防脑衰是抗衰老的重要环节。

过去认为脑细胞不能再生，现在科学家们经动物试验已证实脑细胞具有再生能力，如美国科学家冯利皮·戴尔门德，把老鼠关在险恶而复杂环境里（有猫威胁的地方）会长出新的神经根，能促进脑智力细胞发育的膜质细胞大量增生，这意味着抗脑衰是有物质基础的。

中医也十分强调脑对全身的重要影响，如《黄帝内经》记载："心者，五脏六腑之大主也，精神之所舍也……心伤则神去，神去则死矣。"这表明脑是全身的总辖。只要脑不衰，全身就不会衰，这说明防脑衰在抗衰老中的重要意义。

防止脑衰的关键在于用脑，"用进废退"是自然之理。美国学者做了高龄鼠试验，对照组的老鼠被关在一个可以高枕无忧的环境里，因为不用脑，其脑神经毫无长进。退休以后的人，由于生活平淡而变得迟钝一样。

大脑的潜力是惊人的，即使衰老也只是部分地进行，因此防止脑功能衰退的可能性是存在的。

人的一生，只不过用了脑的20%，还有80%的贮备量。人脑大约只有140亿个脑细胞，一生中也只使用了百分之几。尤其右脑的潜意识功能还处于潜在状态，这说明脑有着强大的生命力和储备能，完全具备抗衰退的条件，关键在于开发脑的贮备。因此，必须勤用脑。另外，可配合气功、饮食管理来协调生活节奏，并加强锻炼以延缓脑动脉的硬化。只要脑不衰，全身就不会衰。

六、与外界环境同步

中医极为强调顺应四时养生，目的就在于使人体这个小小的局部环境和外界大环境整体步调一致，即所谓生物钟养生宗旨。人体亦是一个小生物钟，必须拨转到与宇宙大生物钟相一致，生命才能协调。人体的生命过程应和宇宙天体的运转节律，即年、月、日阴阳寒暑节律相顺应，包括昼夜幽明节律及月潮汐节律。就是说，把个体的生理盛衰过程和自然界的阴阳盛衰过程相对应，才能因势利导，得天之助；反之，个体节律与自然界规律相背，则"神机不转"导致衰老早发。因此，中医非常重视养生与四时同步的原则，这也是防止早衰的重要原则。

七、提倡导引、运动

中国自古即有"流水不腐，户枢不蠹"（《吕氏春秋·尽数》）之训言，中医强调运动，就是为了促进气机的升降，使清浊能正常出入。生命本身就是一个新陈代谢的过程，运动能更好地促进新陈代谢，是抗衰老的有效措施。

总之，衰老死亡是不可抗拒的自然规律，但延缓衰老、防止早衰是人类可以做到的。早衰先兆是衰老的信号，掌握早衰先兆的规律，对及早预防衰老有着积极的意义。

附录1　中医治未病临证经验

1.男女婚后调理

男女婚后欲生子，宜补气养血，助阳益精。用当归10g、熟地黄20g、菟丝子10g、桑椹20g、党参30g、黄芪30g、甘草5g、大枣20g主之。每月待女子月事干净后，男女每天各1剂，服用一周即可，该方有助孕之功效。

2.女子受孕后安胎

若女子刚受孕后出现恶心欲呕症状，宜健脾安胎，和胃止呕。用白术20g、茯苓20g、炙甘草5g、砂仁10g、苏叶10g、藿香10g主之。

3.胎儿三个月后调理方

若女子怀孕超过三个月，宜滋阴养胎。用熟地黄10g、桑椹10g、黄芩10g、山茱萸10g、白术20g、砂仁10g、枸杞子10g、茯苓20g主之。该方有助于胎儿发育，可每月服药一周，直至生产时。

4.新生儿生理性黄疸

若新生儿出现生理性黄疸，宜清热退黄。用绵茵陈20g、栀子20g、溪黄草20g、鸡骨草20g、白术20g、茯苓20g外洗之。可连用一周。

5.新生儿便秘

若新生儿出现腹胀、便秘，宜行气通便。用枳实10g、厚朴10g、紫苏叶5g、砂仁3g、莱菔子5g主之。

6.婴儿期感冒

若婴儿发热、流涕，宜疏风清热。用升麻10g、紫苏叶10g、葛根20g、大青叶10g、荆芥10g、藿香10g、防风10g、金银花10g、连翘10g主之。如婴儿服药困难，可用上方外洗。

7.婴儿夜啼

若婴儿夜躁、夜啼不睡，宜镇静安神。用蝉蜕

5g、僵蚕5g、淡竹叶5g、灯心草1扎、浮小麦10g、白芍10g主之。

8.小儿积滞厌食

若小儿不思饮食、腹胀，宜消食导滞。用山楂10g、麦芽10g、砂仁3g、鸡内金10g、莱菔子5g、枳实5g主之。

9.儿童鼻炎方

若小儿易鼻塞流涕，宜芳香通窍。用紫苏叶10g、藿香5g、防风5g 、苍耳子5g、蒲公英10g主之。

10.小儿扁桃体肿大

若小儿扁桃体肿大，充血疼痛，宜清热利咽。用桔梗10g、玄参10g、生甘草5g、金银花10g主之。

11.小儿热咳

若小儿发热后咳嗽，宜清热止咳。用黄芩10g、川贝10g、枇杷叶10g主之。

12.小儿寒咳

若小儿冬季受寒后咳嗽，但无发热，宜散寒止咳。用麻黄5g、陈皮10g、杏仁10g、法半夏5g、炙甘草10g、茯苓10g主之。

13.小儿虚咳

若小儿久咳不愈、面色无华，宜补气润肺、化痰止咳。用洋参5g、麦冬10g、五味子5g、陈皮10g、法半夏5g、川贝10g主之。

14.女子初潮后月经紊乱

若女子初潮后经期不准，宜理气调经。用柴胡10g、生甘草5g、素馨花10g、白芍10g、枳实10g、郁金10g主之。

15.经期提前

若女子月经期比往常提前一周，宜清热止血。用仙鹤草10g、白芍20g、黄芩10g主之。但需看舌象与脉象是否符合内热证。

16.月经推迟

若女子月经周期同比延迟1周，宜行气化瘀。用桃仁10g、红花10g、益母草10g、王不留行10g、枳实20g主之。若月事未按时而至，大多数为气滞血瘀，表现为舌暗紫有瘀，脉弦或涩。

17.月经过少

若月经量相对较少，或时间短即干净，宜补气生血。用熟地黄20g、当归10g、川芎10g、党参30g、黄芪30g、砂仁5g主之。

18.月经过多

若月经量比较多或时间长，难干净，宜补气止血。用山茱萸10g、山药20g、白术20g、茯苓20g、党参20g、黄芪20g、白及10g、三七5g主之。

19.月经前调理

若想月事来得通畅，在月经前宜理气活血。用柴胡10g、枳实20g、生甘草5g、白芍20g、郁金10g、砂仁5g、桃仁10g、红花10g主之。如月经周期基本准时，在下次来月经前5天服用3剂，可使月经来得顺畅些。

20.月经后调理

若想月经干净后新血能及时补充，宜补气生血。用山茱萸10g、熟地黄20g、黄芪30g、当归10g、白术20g、大枣20g主之。月经干净后调理，每天服1剂，共7剂。

21.痛经

若月经前或月经期腹痛，宜柔筋止痛。用益母草10g、白芍30g、生甘草5g主之。

22.治乳房疼痛

若月经前或月经期乳房胀痛，宜理气散结。用柴胡10g、枳实20g、白芍20g、生甘草5g、三棱10g、郁金

10g主之。

23.乳腺纤维增生及囊肿

育龄女子乳腺纤维增生及乳腺囊肿形成，宜理气消结。用柴胡10g、川楝子10g、赤芍10g、延胡索10g、三棱10g、枳实20g、夏枯草20g、郁金10g主之。

24.子宫肌瘤

子宫良性肌瘤小于5cm的患者，宜消坚散结。用三棱10g、莪术10g、桂枝10g、茯苓20g、桃仁10g、红花10g、皂角刺10g、穿山甲（已禁用）20g主之。

25.宫寒难孕

若女子下腹虚冷难孕，宜温阳益肾。用覆盆子10g、补骨脂10g、菟丝子10g、枸杞子20g、五味子10g、砂仁10g、肉桂5g主之。经妇科检查无器质性病变可服上药，每次月经干净后连服半个月，三个月为一个疗程，再试孕。

26.更年期失眠症

若女子更年期前后难入睡，宜养心安神。用龙眼肉20g、酸枣仁20g、百合20g、合欢花20g、浮小麦50g主之。

27.育龄男性不育症

若育龄男性婚后正常性生活一年后精液常规检查有异常，宜补肾生精。用覆盆子10g、补骨脂10g、菟丝子10g、枸杞子20g、五味子10g、砂仁10g、柴胡10g主之。

28.育龄男性阳痿

若育龄男子阳事不举，或举而不坚，宜升阳益肾。用升麻10g、柴胡10g、黄芪30g、阳起石5g冲服，鹿茸5g炖服主之。

29.男性早泄

若青壮年男子性交时间短于5min或一碰即泄，宜疏肝镇静。用柴胡10g、枳实10g、生甘草5g、白芍20g、夜交藤20g、合欢花20g主之。

30.前列腺增生

若男性60岁以后小便不畅或尿不净，宜活血软坚、利尿通淋。用桃仁10g、红花10g、赤芍10g、木通10g、穿山甲（已禁用）20g、车前子20g主之。

31.中风的预防

若男女50岁以后，有高血压病或血管动脉病史者，宜补气活血通络。用黄芪50g、赤芍10g、川芎10g、地龙10g、桃仁19g、红花10g主之。每月服5剂即可。

32.心肌梗死的预防

若有冠心病史，宜活血通络。用丹参10g、三七5g、党参30g、桂枝10g、薤白10g、川贝10g主之。如有心绞痛发作史者，每月服5剂，可防心肌梗死的发生。

33.心律不齐

若体质虚弱，常感心悸不安，宜养心安神。用西洋参10g（另炖）、酸枣仁10g、麦冬20g、远志10g、五味子10g、莲子20g主之。

34.胃痛

若有胃脘痞满胀痛，宜行气止痛。用砂仁10g、白豆蔻10g、延胡索10g、乳香5g主之。胃炎、胃溃疡均可用。

35.胁痛

若有左右胁痛，宜疏肝、理气、止痛。用柴胡10g、枳实20g、白芍20g、川楝子10g、生甘草5g、延胡10g主之。肝炎、胆囊炎均可用。

36.便溏

若大便溏薄，排出不爽，宜清热化湿、行气止痛。用黄连10g、木香5g、砂仁10g、白豆蔻10g主之。

37.便秘

若大便干结难解，宜润肠通便。用桃仁10g、杏仁

10g、火麻仁20g、枳实20g、决明子20g、莱菔子20g主之。

38.痔疮

若有痔疮疼痛出血，宜理气活血，清热化痔。用槐花10g、地榆10g、桃仁10g、红花10g、枳实20g、防风10g、紫苏叶10g、黄芩10g主之。

39.口腔溃疡

若口腔反复出现糜烂溃疡，宜清热化湿。用黄连10g、白豆蔻10g、天花粉20g、薏苡仁20g主之。

40.久咳不愈

若久咳不愈、少气乏力或慢性支气管炎发作，宜补气止咳。用西洋参10g、杏仁10g、五味子10g、川贝10g、麦冬10g、白芍20g主之。

41.久喘不愈

若久喘难愈，有慢性支气管哮喘病史，宜平喘纳气。用炙麻黄10g、补骨脂10g、杏仁10g、炙甘草10g、五味子10g、山茱萸10g主之。

42.慢性肾炎

若有慢性肾炎史且伴有蛋白尿，宜补肾纳气，活血利尿。用补骨脂10g、益母草10g、菟丝子10g、山药20g、车前子10g、白术20g、黄芪50g主之。

43.高血压

若被诊断为高血压需常服降压药，可配合控制血压，减少心脑血管事件的发生，宜平肝潜阳、养血通络。用钩藤20g、天麻10g、白芍20g、桃仁10g、红花10g、生地黄20g主之。

44.高脂血症

肥胖血脂偏高者，宜行气化湿，消食化瘀。用荷叶10g、山楂10g、紫苏叶10g、丹参10g、砂仁10g、白豆蔻10g主之。常服可降脂。

45.高尿酸血症

高尿酸血症者或有痛风发作史，宜祛风利湿。用萆薢20g、威灵仙20g、土茯苓20g、薏苡仁20g、徐长卿20g、木防己10g、蚕沙20g主之。常服可降尿酸。

46.高血糖症

血糖偏高且伴有口渴的患者，宜补气养阴，活血生津。用黄芪50g、赤芍10g、天花粉20g、葛根20g、牡丹皮10g、山药20g主之。常服可预防糖尿病并发症。

47.预防阿尔茨海默病

预防阿尔茨海默病宜填精益智。用益智仁10g、熟地黄20g、远志10g、石菖蒲20g、黄芪50g、桃仁10g主之。老年人常服可预防阿尔茨海默病。

48.虚劳症

老年人无特殊疾病而见虚衰症，宜补气生脉。用红参10g、山茱萸10g、麦冬20g、五味子10g、桂枝10g主之。

49.保健养生茶

为保持身体健康状态，可补气活血。常用西洋参10g、枸杞子10g、三七5g泡茶喝。

附录2　中医常用养生法

一、艾灸养生

艾灸养生法，是选用艾条（或艾柱）在身体某些特定穴位上施灸，达到调和气血、温通经络、煦养脏腑、益寿延年目的的养生方法。

艾灸养生，流传已久。在《黄帝内经》中，已经阐述艾灸与养生的关系，宋代窦材在《扁鹊心书》中指出："人于无病时，常灸关元、气海、命门、中脘，虽未得长生，亦可保百余岁矣。"这说明古代养生家在运用灸法进行养生方面，已有丰富的实践经验。时至今日，艾灸养生仍是广大群众喜爱的行之有效的养生方法。

1.艾灸方法

艾灸养生多以艾条灸为常见，有直接灸、间接灸和悬灸等方式。根据施灸者体质情况及所需养生要求选好穴位，将点燃的艾条或艾柱对准穴位，使局部感到有温和的热力，以感觉温热舒适，并能耐受为度。一般情况下可以先灸上部，后灸下部，先背后腹，先头身后四肢，但在特殊情况下，可以灵活运用。

2.艾灸时间

艾灸时间一般在3~5min，最长可达10~15min。健身灸时间可略短；病后康复施灸时间可略长。春、夏二季施灸时间宜短，秋、冬宜长。四肢、胸部施灸时间宜短，腹、背部位宜长。老年人、妇女、儿童施灸时间宜短，青壮年则可略长。

3.灸后处理

施灸后局部皮肤仅有微红灼热现象，很快就可消失，无须处理；如因施灸过重，皮肤出现小水泡，只需注意不擦破，可任其自愈；如水泡较大，可用消毒针刺破以放出液体；如有化脓现象，要保持清洁，可用敷料保护灸疮，待其吸收愈合。

4.艾灸禁忌

艾灸保健，应注意以下三点：一是不宜在过饱、过饥、酒醉的情况下施灸；二是颜面部不宜疤痕灸，妇女在妊娠期内少腹和腰骶部不可灸；三是不论外感或阴虚发热，凡脉象数者，均不宜灸。

5.常用艾灸保健穴位

（1）足三里。

［取穴］外膝眼下3寸，胫骨外侧1横指处。

［作用］健运脾胃，补中益气，增强体质，延年益寿。为强壮要穴。现代临床观察，可预防中风、冠心病及流行性感冒等传染病。

［灸法］麦粒至黄豆大艾炷灸，3～9壮。艾条灸，每次15～20min。

（2）神阙。

［取穴］脐窝正中处。

［作用］温阳救逆，利水固脱。为保健要穴。现代用于调节肠胃功能，提高免疫力，延缓衰老，预防中风。

［灸法］黄豆至枣核大艾炷隔盐灸，5～30壮。艾条灸，每次15～20min。

（3）膏肓。

［取穴］第四胸椎棘突下，旁开3寸处。

［作用］健脾益胃，培补肾元。为防病延年要穴。

［灸法］黄豆大艾炷灸，3～7壮。艾条灸，温和灸，每次15～20min。

（4）中脘。

［取穴］腹正中线上，脐上4寸处。仰卧，在胸骨剑突至脐心连线中点取之。

[作用] 调理脾胃功能，增强食欲。为防病健身要穴。

[灸法] 黄豆大艾炷灸，3～7壮。艾条灸，温和灸，每次15～20min。

（5）涌泉。

[取穴] 足底中线之前、中1/3处。脚趾卷曲，在前脚掌中心凹陷处取穴。

[作用] 补肾壮阳。有增强体质和延年益寿的作用。

[灸法] 艾条灸，温和灸，每次10～20min。

（6）肾俞。

[取穴] 第二、三腰椎棘突旁开1.5寸，即命门穴旁开1.5寸。

[作用] 调肾强腰，聪明耳目。有保健抗老作用。

[灸法] 艾条灸，温和灸，每次15～20min。

（7）大椎。

[取穴] 后正中线上，第七颈椎棘突下。俯首时，当颈后隆起最高处下缘凹陷中即为该穴。

[作用] 清热解表，截疟止痛。现代常用于预防各类急性传染病及慢性支气管炎、哮喘的发作。

[灸法] 艾条灸，温和灸，每次15～30min。

（8）身柱。

[取穴] 背部，第二胸椎棘突下。

[作用] 宣肺清热，宁神镇咳。常用于预防小儿感冒、百日咳、吐乳及消化不良等，预防成人疲劳。

[灸法] 成人麦粒大艾炷灸，3～7壮；小儿铅笔尖粗或更细之艾炷灸，3壮。艾条灸，温和灸，成人每次15～20min，小儿每次3～10min。

二、按摩养生

按摩，古称按蹻，明清时期称为推拿。按摩养生法，是运用手和手指的技巧，按摩人体一定部位或穴位，或配合特定肢体活动，通过经络的疏通气血、平衡阴阳、以外达内的作用，调节人体生理、病理状况，达到防病治病作用的一种养生保健方法。按摩养生法简便易行、平稳可靠，历来受到养生家的普遍重视，并将其作为强身健体、益寿延年的方法，深受广大群众喜爱。

（一）按摩常用手法

1.按法

以拇指或掌根在一定的部位或穴位上逐渐向下用力按压，按而留之，适用于全身各部位。此法有放松肌肉、开通闭塞、活血止痛的作用。

2.摩法

以掌面或指面附着于穴位表面，以腕关节连同前臂做顺时针或逆时针环形有节律的摩动，多用于胸腹。此法有宽胸理气、健脾和胃、增加食欲的作用。

3.推法

以四指并拢，紧贴于皮肤上，向上或向两边推挤肌肉，多用于头面部、颈部及肢体远端。此法有活血通络、解痉止痛、散瘀消肿的作用。

4.拿法

即捏而提起的手法，是用拇指和食指端、中指端对拿于患部或穴位上，作对称用力，一松一紧地拿按，多用于颈项、肩部、四肢等部位或穴位，且常作为按摩的结束手法使用。此法有祛风散寒、舒筋通络、开窍止痛等作用。

5.揉法

用手指螺纹面或掌面吸定于穴位上，做轻而缓和的回旋揉动，适用于全身各部。此法有宽胸理气、消积导滞、活血化瘀、消肿止痛的作用。

6.擦法

用手掌的大鱼际、掌跟或小鱼际附着在一定部位，进行直接来回摩擦，使之产生一定热量。此法有益气养血、活血通络、祛风除湿、温经散寒的作用。

7.点法

用拇指顶端，或中指、食指、拇指之中节，点按某一部位或穴位。此法有开通闭塞、活血止痛、调整脏腑功能等作用。

8.击法

用拳背、掌根、掌侧小鱼际、指尖或用桑枝棒叩击体表，此法有舒筋通络、调和气血的作用。

9.搓法

用双手的掌面或掌侧挟住一定部位，相对用力地快速搓揉，同时上下往返移动，适用于四肢及胁肋部。此法有调和气血、舒通经络、放松肌肉等作用。

10.捻法

以一只手的拇指和食指螺纹面，捏住另一只手的手指，作对称用力捻动，适用于手指、手背及足趾。此法有理筋通络、滑利关节的作用。

11.掐法

用拇指或食指指甲，在一定穴位上反复掐按，常与揉法配合使用。此法有疏通经脉、镇静、安神、开窍的作用。

12.抖法

施术者用双手握住上肢或下肢远端，用微力进行连续的、小幅度的上下连续颤动，使关节有松动感，常与搓法合用，作为结束手法使用。此法有疏松脉络、滑利关节的作用。

（二）按摩常用部位

按摩养生法多以自我按摩为主，简便易行，行之有效。传统的部位保健按摩法如下。

1.摩面

两掌心相互搓热，中指从鼻两侧沿鼻梁上抹，经眉头至前额，然后放平四指，分推至两额角，再用两掌心自上而下摩面颊，如浴面状，20～30次。

此法能提神醒脑，改善血行，美容保健。

2.熨目

两手搓热后，将手掌放于两眼之上，如此反复熨眼3次。然后，用食指、中指、无名指轻轻按压眼球，稍停片刻。熨目能养睛明目。常用此法，可使眼睛明亮有神，不生眼部病痛。

3.搓鼻

先将屈曲的拇指关节相互搓热，然后从两侧翕动开始沿鼻梁搓至目内眦下，反复搓30次；再用屈曲的拇指关节分别按揉迎香穴30次；用一只手的拇指、食指相对揉捏两翕动至鼻根3～5遍，再用另一只手的食指、中指面置两鼻孔下缘上下揉动30次；然后，用一只手的拇指指甲掐鼻中隔和人中各5次。此法能宣肺通窍。常用此法，有预防感冒和鼻炎的作用。

4.叩齿

晨起前静心凝神，嘴唇轻闭，上下门齿相叩36次，两侧白齿相叩36次。叩齿能生津固齿，健脾和胃。常用此法，有预防牙病和消化不良的作用。

5.鸣天鼓

掩耳：用两手掌根使耳壳前后对折，紧按耳孔，两手的食指、中指轮流轻击风池穴处20～30次，用掌心掩按耳孔后骤然撤离，反复开闭10～20次，然后将两手食指插入耳孔内转动3次，再骤然拔出3～5次。

摩耳轮：两手掌同时摩擦两耳壳20～30次，两手食指屈曲的第二节摩耳轮20～30次。两手食指指面同时按揉两侧耳壳的耳甲艇、耳甲腔各10～20次。

提耳郭：用两手的拇指、食指同时向上提耳郭20～30次。

捋耳垂：用两手的拇指、食指同时向下牵捋耳垂20～30次。

鸣天鼓能疏通经络，调和气血，补肾健脑。常用此法，有预防头痛、头昏、眩晕、健忘、耳病、目疾的作用。

6.摩头

两手五指屈曲，从前额沿头顶至枕部推40～50次，如梳头样；用一只手的指端自前额向颈后部按揉3～5遍；两手指屈曲，指端均匀地轻轻叩击头顶部；两手抓握头发向上提抖3～5次；两手拇指在玉枕穴处，横向按揉20～30次，再按揉风池穴3～5次；两手十指交叉，抱枕骨部，掌心作一紧一松相对用力10～20次。摩头能畅通任督，调和阴阳，祛风止痛，健脑护发。常用此法，有预防头痛、健忘、脱发的作用。

7.撮颈

前用一手的拇指和其余四指分别放在颈部两侧，拳心贴喉结自上而下抹搓20～30次，再用中指揉天突穴5～10次。撮颈能通气祛痰。常用此法，有预防咽炎、喉炎的作用。

8.推桥弓

用右手推左颈部，自乳突往下至肩内侧；再用左手推右颈部，自乳突往下至肩内侧，反复操作5～10次。推桥弓能降逆泻火。常用此法，有预防高血压病、偏头痛的作用。

9.摩胸腹

将右手掌从右乳上方，手指并拢，用力向下推至左侧腹股沟处；再将左手从左乳上方同样用力推至右侧腹股沟处，反复操作10～20次。此法能运气开积，消食化痰。

10.摩心前区

左手按于心前区，右手按在左手上，顺时针方向、逆时针方向各摩40～50次。摩心前区能益气强心，缓急止痛。常用此法，有预防冠心病、高血压病的作用。

11.摩脐

用左手掌心贴脐部，右手按左手手背上，沿顺时针方向旋转揉动100～200次。摩脐能温阳固脱，益精壮元。常用此法，有防治五更泻、遗尿、遗精的作用。

12.擦少腹

两手小鱼际紧贴天枢穴向腹股沟方向上下擦动30～40次，以发热为度。擦少腹能疏肝理气，补肾益精。常用此法，有防治妇科疾病、大便秘结的作用。

13.摩腹

右掌心贴住腹部顺时针方向摩动30次，再用左掌心贴住腹部沿逆时针方向摩动30次，反复交替操作5次。摩腹能固本培元，延年益寿。常用此法，有预防胃脘胀满、腹泻或便秘的作用。

14.强腰功

用两手搓热后紧按肾俞穴，稍放片刻后用力向下搓至尾椎部，两手上下往返搓50～100次；两手叉腰，用拇指面紧按腰眼，旋转按揉，以酸胀为宜；用右掌心按在命门穴上下搓动20～30次。强腰功能补肾培元，强身益寿。常用此法，有防治腰痛、阳痿早泄的作用。

15.旋腰功

端坐在方凳上，全身放松，两脚分开，与肩同宽，以腰椎为轴心做前俯、后伸、左旋、右旋的旋转运动5～10次。旋腰功能补肾壮腰，疏通经络。常用此法，有预防腰肌劳损、腰椎间盘突出症的作用。

16.擦手

两手搓热，左手紧贴右手背摩擦10~20次，以热为度，再用右手紧贴左手背摩擦10~20次。擦手能调气和血。常用此法，有预防手指麻木、冷痛、冻疮的作用。

17.擦臂

用右手掌从左胸沿上肢前臂内侧向上擦至腋下，再用右手掌按在左肩外侧从上向下擦至左上肢前臂，反复操作20~30次；换左手掌擦右上肢。擦臂能通经活络。常用此法，有预防肩臂麻木、酸痛的作用。

18.擦腿

两手虎口相对抱一侧大腿，从根部用力向下擦至踝部，然后再从踝部向上擦至大腿根部。反复操作功10~20次。用同法擦另一侧下肢。此法能祛风散寒，通经活络，滑利关节。

19.按揉足穴

两手拇指在两下肢的伏兔、鹤顶、阴陵泉、足三里、三阴交等穴依次先按后揉，每穴按3~5次，揉30~50次。此法能调和阴阳，理气活血，健脾温中。

20.摇踝关节

取正坐位，先将左腿搁右大腿上，左手抓踝上，右手抓脚，做向内、向外的旋转各20~30次，左右脚交替。此法能滑利关节，强筋健骨。

21.擦涌泉

取盘坐位，先用右手擦左涌泉100次，再用左手擦右涌泉100次，亦可用拇指按揉涌泉穴20~30次。此法能引火归原，滋阴育阳，安神宁志，活血通络。

22.捶背

捶背能行气活血，调和脏腑，舒筋通络，益肾强腰。分自己锤打及他人捶打两种。

（1）自己捶打：两腿开立，全身放松，双手半握拳，自然下垂。捶打时，先转腰，两拳随腰部的转动，前后交替叩击背部及小腹。左右转腰一次，可连续做30～50次。叩击部位，先下后上，再自上而下。

（2）他人锤打：坐、卧均可。坐时，身体稍前倾；卧时，取俯卧位，两臂相抱，枕于头下。捶打者用双拳沿脊背上下轻轻锤打，用力大小以捶击身体震而不痛为度。从上而下为一次，可连续打5～10次。

三、四季养生

顺应四时气候，既是养生防病的原则，又是养生防病的方法。如《素问·宝命全形论》指出："人能应四时者，天地为之父母。"《素问·四气调神大论》更从四季"春生""夏长""秋收""冬藏"的规律，提出了"春夏养阳，秋冬养阴"的养生原则，以增强体质，提高人体适应自然的能力，取得人与自然的整体统一。所以，人们必须按照不同季节气候的特点进行养生保健，才能与自然界万物一样在生长收藏的生命过程中运动不息，身心健康，延年益寿。

（一）春季养生

春季为四时之首，自然界阳气生发，气候由寒转暖，万物因此复苏，草木发芽，枝叶舒展，天地间焕然一新，万物姿容得以布陈、显现，《素问·四气调神大论》称其为"发陈"。春季是自然界阳气生发之时，天人相应，春季亦是人体阳气生发之时，而春季应于肝脏，故春季也是肝气条畅之际。因此春季养生在生活起居、饮食调养、精神调摄、运动锻炼诸方面，都应保养此"生发"之气。

1.生活起居

（1）早卧早起，预防春困。

"春眠不觉晓"，多数人在春天总也睡不够，白天也常觉昏昏欲睡、精神不振，这种现象即所谓"春困"。春困是因春天阳气回升，气候转暖，人体皮肤血管和毛孔逐渐扩张，体表血流量增加，大脑血液相应减少；以及春季白天逐渐变长而夜间变短，人们睡眠时间相对减少引起。改善"春困"，一要保证睡眠，早卧早起，克服消极懒惰思想情绪；二要积极参加运动锻炼和户外活动，改善血液循环，持之以恒可使精神饱满、神清气爽；三要适当增加营养，多吃一些富含优质蛋白质的食物，以满足春季因人体代谢旺盛而增加蛋白质的需求；四要保持室内空气流通，少吸烟，如天气不太冷，可适当减些衣服，或用冷水洗脸，都会使困意尽快消除。

（2）防风御寒，预防疾病。

春季特别是早春乍暖还寒，气候反复无常，早晨还是阳光明媚、春风送暖，下午或者晚上却又寒风乍起、寒流突袭、气温骤降，甚至飘来阵阵雪花。由于刚过冬季，人们大多在居室内度过，对外界的适应能力不足，难以抵挡初春忽冷忽热的多变气候，加上春季毛孔初开，易于感受病邪，春天又是各种病原微生物繁殖、复苏的季节，各种传染病极易流行。因此春季养生应特别重视"春捂"，防风御寒，预防疾病。如民间就有"二月休把棉衣撤，三月还有梨花雪""吃了端午粽，再把棉衣送"等养生箴言，所以在早春从棉衣换到毛衣或者夹衣不要匆忙，要根据天气变化，随热随减，一件一件地减，被褥也不应该马上减薄，要符合"春捂"的养生之道。

2.饮食调养

（1）减酸增甘，保养脾气。

元代丘处机在《摄生消息论》指出："当春之时，食味宜减酸增甘，以养脾气。"春季肝气偏旺，为了避免肝旺克伐脾气而引起脾胃病，应减少助肝的酸味而增加补脾的甘味。如谷米、红薯、土豆、山药、鸡蛋、鸭蛋、鹌鹑蛋、鸡肉、鸭肉、鹌鹑肉、牛肉、瘦猪肉、鲜鱼、花生、芝麻、红枣、栗子、蜂蜜、胡萝卜、菜花、大白菜、柿子椒、芹菜、菠菜、韭菜、豆芽、豆腐、莲藕、荸荠、蘑菇等均为春季适宜的食物。

（2）不可大补，免生火热。

春季不宜大补，尤其是不可多服大辛大热之物，如参类、鹿茸、附子等益气助阳的补药，应少饮高度白酒，少食羊肉，以免助热生火。同时，春季也不可过早贪吃冷饮等食品，以免伤胃损阳而影响脾胃的消化功能。

（3）忌食发物，少动宿疾。

春季万物复苏，一般宿疾如高血压病、哮喘、皮肤病及过敏性疾病等容易在此时因饮食不慎而复发，所以在饮食上应忌食阳热辛香发散的食物即发物，诸如虾、雄鸡、海鲜等均应尽量少吃或不吃。（发物指具有刺激性或含有异体蛋白，容易诱发某些疾病，尤其是旧病宿疾，或是加重已发疾病。一般认为，羊肉、公鸡，蔬菜中的韭菜、香菜、茴香、葱、姜，酒等阳热辛香发散之物，以及禽类、蛋类、猪头肉、鱼、虾、蟹等对人体而言为异体蛋白的食物均属发物）。

3.精神调摄

（1）精神愉悦，促肝生发。

春季就精神调摄而言，如《素问·四气调神大论》所言"以使志生，生而勿杀，予而勿夺，赏而勿罚"，即在春季要适应春生之气调摄精神，保持恬静、愉悦、舒畅的情志，避免恼怒情志，少有刑罚之念，使肝气生发、调畅。

（2）户外活动，合于春阳。

春天阳光明媚，风和日丽，鸟语花香，自然界一派生

发之气，此时应多在户外活动，踏青赏景，陶冶性情，使
自己的精神情志与春阳生发协调一致。切忌独居、默坐，
免生郁结之气，妨碍春气、阳气的抒发。

4.运动锻炼

适量运动，促阳生发。春天自然界和人体都是阳气刚
刚生发，而阳主动、主运动，因此春季运动锻炼应该是节
奏和缓、适度运动。通过锻炼，可使体内的阳气慢慢抒发
出来，以达到畅达经络、疏通气血、和调脏腑、增进健康
的养生目的。春季适量运动，有助于人体阳气的生发，改
善机体新陈代谢，调和气血，增强血液循环和心肺功能，
调节中枢神经系统，提高思维能力，并使下肢力量增强，
筋骨更加灵活。

春季适宜做一些节奏和缓的运动，具体可根据个人身
体状况选择适宜的运动项目，如散步、慢跑、放风筝、打
太极拳、春游踏青及不太剧烈的球类运动等，将身心融入
大自然之中，天人合一，修身养性，强健身体。如《素
问·四气调神大论》有云："夜卧早起，广步于庭。"清
代石成金也指出："三春月乃万物发生之时，频宜步行，
以和四肢，不可郁郁久坐也。"

（二）夏季养生

夏季自然界阳气旺盛，气候炎热，雨水充沛，湿气较
盛，天之阳气盛极而下交于地，地之阴气微微萌发上交于
天，万物因此繁荣茂盛，《素问·四气调神大论》称其为
"蕃秀"。夏季自然界阳气旺盛，应于心脏，故夏季亦是
人体阳气旺盛、心气长旺的季节，因此夏季养生应保养此
"长养"之气。

1.生活起居

（1）晚卧早起，无厌于日。

《素问·四气调神大论》提出："夏三月……夜卧早

起，无厌于日。"夏季自然界阳热之气旺盛，人们应晚睡早起，无厌于日，适当参加户外活动，顺应自然，保养阳气。

夏季昼长夜短，气温较高，出汗较多，阳气极易损伤，使人倍感疲劳，因此夏季保持充足的睡眠对于促进身体健康、提高工作和学习效率都具有重要的意义。为了保证充足的睡眠，第一应做到起居作息规律；第二应注意卧室通风、凉爽；第三要保持宁静的心境，力求"心静自然凉"；第四要有适当的午睡时间，午睡可使大脑和身体各系统都得到放松，有利于下午的工作和学习，也是预防中暑的良好措施。

（2）趋避时邪，预防疾病。

夏季酷热多雨，暑湿之气容易乘虚而入，易致疰夏、中暑等时令病。预防疰夏，在夏令之前，可服用生脉散、升阳益胃汤等补肺健脾、益气养阴之方，以提高机体对夏季的适应能力，并少吃油腻厚味以减轻脾胃负担；进入夏季，宜服香薷散、藿朴夏苓汤等芳香化浊、清解湿热之方，以清解时令邪气。预防中暑，注意劳逸结合，睡眠要充足，避免在烈日下过度曝晒，注意室内降温，讲究饮食卫生，也可饮用绿豆汤、酸梅汤等饮料和使用人丹、十滴水、清凉油等药物来防暑。

夏季虽然闷热难眠，但亦应避免过分贪凉就阴，如室外露宿，对扇当窗坐卧，空调温度过低，睡卧露腹不盖衣被等。如果不注意调摄，极易使贼风虚邪乘虚侵袭，引起阴暑等证，或诱发手足麻木、半身不遂、面瘫等病。

2.饮食调养

（1）省苦增辛，保养肺气。

夏时心火当令，心火过旺则克肺金，味苦之物有助心气而制肺气的作用。故唐朝孙思邈在《千金要方》主张："夏……省苦增辛，以养肺气。"夏季不宜多吃苦味食物，可适当多吃些白萝卜、葱、姜、蒜等辛味食物，因其有发散、行气、活血、通窍、化湿等功用，可补益肺气，属肺气虚者尤应如此。

（2）适当食寒，制约阳热。

酷暑盛夏，出汗很多，常感口渴，可适当食用一些寒冷饮食，以起到清热解暑的作用，如西瓜、绿豆、苦瓜等可常吃，但切忌因贪凉而暴食冷饮凉菜、生冷瓜果。否则，食寒无度会使胃肠受寒，引起疾病，如元代丘处机《颐身集》即云："夏季心旺肾衰，虽大热不宜吃冷淘冰雪，……凉粉、冷粥。饱腹受寒，必起霍乱。"

（3）春夏养阳，补养阳气。

盛夏，烈日炎炎，暑气逼人，出汗很多，阳气易于耗散于外；加之乘凉饮冷，使阳气进一步挫伤，所以阳气多有亏虚。《素问·四气调神大论》指出要"春夏养阳"。邱处机主张夏季"宜桂汤、豆蔻、熟水"。东北、西北农村夏季也有吃羊肉、鹿茸、附子等补养阳气的习俗。

（4）清淡营养，适度食荤。

夏季气候炎热，人体气血趋向体表，常形成阳气在外、阴气内伏的状况；同时夏季胃酸分泌减少，加之饮水较多，冲淡胃酸，导致机体消化功能较弱。因此饮食调养应清热消暑、健脾益气，宜选清淡爽口、少油腻易消化的食物，并适当选择酸味、辛香味的食物以增强食欲。但是，清淡不等于素食，长期吃素容易导致营养失衡。所以在夏日不要拒绝荤菜，可适当吃一些瘦肉、鱼肉、蛋、奶以及豆制品，关键是在烹调时多用清蒸、凉拌等方法，而不宜做得过于油腻。

3.精神调摄

（1）精神振奋，促阳宣发。

在赤日炎炎的夏季，需重视心神的调养，要"使华英成秀，使气得泄，若所爱在外"（《素问·四气调神大论》），即要神清气和，胸怀宽阔，精神振奋，对外界事物要有浓厚兴趣，可利用业余时间参加一些有意义的文娱活动，下棋、游泳、打扑克等，若条件许可，还可参加消夏避暑、旅游、夏令营等活动，培养乐观外向的性格，以利于阳气的宣发，又可调形使，身体得到锻炼。

（2）调节情绪，使志无怒。

夏季要注意调节情绪，"使志无怒"（《素问·四气调神大论》），切莫因天热或事繁而生急躁、恼怒之情，以免助阳升动太过而伤正气。精神振奋，阳气宣发，调节情绪，不生郁怒，自然能在夏令暑蒸气耗的季节里，凉从心生，健康长寿了。三国时代嵇康指出："夏季炎热，更宜调息静心，常如冰雪在心。"养生歌云："避暑有要法，不在泉石间，宁心无一事，便到清凉山。"

4.运动锻炼

夏季自然界阳热之气旺盛，人体气血趋向体表，阴静阳动，宜进行适量的运动锻炼。

夏季气候炎热，对人体消耗较大，若长时间在阳光下锻炼可能引起中暑。所以，只有安排合理才能收到良好的健身效果。一是清晨或傍晚天气凉爽的时候在室外进行强度不大的运动锻炼，如清晨在公园、河畔、湖边、庭院等空气新鲜处慢跑、打太极拳、舞太极剑、做广播体操等，晚饭之后到户外散步等。二是夏日锻炼要做好必要的防暑措施。三是夏天锻炼运动量要适度，不要过度疲劳，运动后出汗较多时，可适当饮用盐开水或绿豆盐汤。四是运动后不要立即用冷水冲头淋浴，否则易致感冒、头痛，或引起风湿痹痛、皮肤皲皴痤。

（三）秋季养生

秋季自然界阳气收敛，阴气微生，气候由热转凉，万物因此成熟而形态平定、不再生长，《素问·四气调神大论》称其为"容平"。秋季自然界阳收阴生，应于肺脏，故秋季亦是人体阳气收敛、阴气微生与肺气清肃的季节，因此秋季养生应保养此"收敛"之气。

1.生活起居

（1）早卧早起，与鸡俱兴。

秋季自然界的阳气由向外疏泄趋向于向内收藏，人们的起居作息应做到如《素问·四气调神大论》所言"早卧早起，与鸡俱兴"。早卧，以顺应阳气的收藏、阴精的内蓄，以养"收"气；早起，以顺应阳气的疏泄，使肺气得以舒展。为了保养肺的秋收之气，在秋季要适当延长睡眠时间，与春夏季节之早起比较宜稍稍迟点起床。

（2）春捂秋冻，不生杂病。

我国自古就有"春捂秋冻，不生杂病"的养生谚语，即要适当"秋冻"。夏去秋来，秋风拂面，虽凉还不至于寒，人们尚能耐受，因此一般人或某些呼吸道抵抗力较弱而易患感冒、气管炎的人，为了能使机体从夏热顺利地与秋凉接轨，也为了提高人体对冬天的御寒能力，可适度秋冻。秋冻不仅能提高人体在冬天的御寒能力，亦可避免多穿衣服产生的身热汗出、汗液蒸发、阴津耗伤、阳气外泄，符合秋季应阴精内蓄、阳气内收的养生要求。秋冻一般宜在初秋，应以自己感觉不过于寒冷为标准。进入深秋则应注意保暖，不必刻意"秋冻"。

2.饮食调养

（1）减辛增酸，保护肝气。

秋季肺脏当令，肺气较强，而肺属金、味辛，肝属木、味酸，肺强则易于伤肝，因此秋季饮食宜减辛增酸。秋季宜多食葡萄、石榴、柠檬等酸味食物，食酸可以强肝以防肺金克伐肝木，同时酸甘之味又可化阴以润燥。秋季宜少食葱、姜、蒜、辣椒及韭菜等辛温食物，既可避免肺气过强伤肝，也可减少辛散耗伤津液而预防燥病的发生。

（2）养阴润肺，预防燥病。

过了秋分之后，由于雨水逐渐减少，空气中湿度较小，秋燥便成了中秋到深秋的主要气候。秋季又是肺金当令之时，稍有疏忽，即易被秋燥病邪耗伤津液，引发口干舌燥、咽喉疼痛、皮肤干燥、咳嗽咯痰、大便干结等燥病。因此，秋季宜常吃养阴润肺、清热生津的食物，如梨、甘蔗、柑橘、红枣、莲子、白果、芝麻、百合、山药、木耳、蜂蜜、牛奶、泥鳅、鲥鱼、鸭肉等都是秋季最好的食物。

3.精神调摄

（1）调摄精神，远离悲秋。

肺属金，在志为悲与忧，与秋季阳消阴长相通应。秋季草枯叶落、花木凋零，秋风、秋雨易使人感到萧条、凄凉，勾起悲愁、忧郁的心绪，尤其是老年人易引起垂暮之感而情绪低落。故秋季应注意调摄精神，远离悲秋。如养生家陈直曾曰："秋时凄风惨雨，老人多动伤感，若颜色不乐，便须多方诱说，使役其心神，则忘其秋思。"

（2）收敛神气，使志安宁。

秋季宜安心静养、安宁平静，不宜妄动七情而暴怒狂喜悲忧。因此，对中老年人来说，秋季应不以物喜、不为己悲，要宽容豁达、淡泊宁静，或外出秋游、登高赏菊，饱览大自然秋景烂漫、红叶胜火的胜景，或参加一些有益而力所能及的社会活动，收神敛气，保持内心宁静，减缓秋季肃杀之气对精神情志的影响，使肺气清肃，才能顺应自然界"秋气平"的特点，也才能符合秋季养"收"的养生要求。

4.运动锻炼

金秋时节，天高气爽，是全民开展各种健身运动的最好季节。健身锻炼，应因人而异选择锻炼项目，如中青年人可跑步、打球、爬山、游泳等；老年人可散步、慢跑，打太极拳、做健身操，练五禽戏、八段锦，自我按摩等。在进行"动功"锻炼的同时，可配合"静功"锻炼，如松字功、意守功、真气运行五步功等，动静结合，动则强身，静则养神，可达到心身康健之养生功效。

（四）冬季养生

冬季自然界阳气闭藏，阴气最为隆盛，天寒地冻，生机潜伏，万物因此闭藏，《素问·四气调神大论》称其为"闭藏"。冬季自然界阳藏阴盛，应于肾脏，故冬季是人体阳气闭藏、肾气内藏的季节，因此冬季养生应保养此"闭藏"之气。

1.生活起居

（1）早卧晚起，以待日光。

寒冷的冬天，人们的起居作息应做到如《素问·四气调神大论》所言"早卧晚起，必待日光"。早卧早睡，可以保证充足的睡眠，利于人体阳气潜藏、阴精积蓄。日出后再起床或日出后再到室外活动，可以避免自然界清晨严寒挫伤人体的阳气，保养、护卫人体的阳气。

（2）防寒护阳，注意保暖。

冬季寒为主时之气，若气温骤降，或因机体抵抗力下降而无法忍耐寒冷的气候，则寒邪极易侵袭，易患感冒、急性支气管炎等病症，或致使支气管哮喘、慢性支气管炎等急性发作，痹病、厥病等病症加重，或诱发心肌梗死、脑卒中等心血管病症。因此防寒护阳非常重要。人体背部胸廓内有心肺等重要脏器、背部脊柱两侧有脏腑腧穴，足在下属阴、"寒从下生"，故年老体弱者应特别注意背部与足部的保暖，如穿棉马甲、棉鞋等为很好的保健措施。同时，也要注意颜面、四肢的保护，防止冻伤。

2.饮食调养

（1）饮食宜温，多苦少咸。

冬季气候寒冷，阳气闭藏，人体处于能量蓄积时期，饮食宜温热，应以"藏热量"为主。所以冬季饮食应多选含有优质蛋白质与有防寒保暖作用的食品，如羊肉、鸡肉、蛋类、豆制品、核桃、栗子等都是绝好的冬季应季养生食品。同时，瓜果、冷饮、年糕、粽子等或性质属阴或难以消化，极易损伤脾胃阳气，冬季也要少食或忌食。

明代高濂在《四时调摄笺》中指出："冬日肾水味咸，恐水克火，故宜养心。"由于冬季肾脏当令，肾气偏亢，而肾属水、味咸，心属火、味苦，肾强则易于伤心，因此冬季饮食养生还要"多食苦，少食咸"。

另外，冬季人们若取暖无度，食入温热的食物或药物补益太过，易引起阴精虚损，而出现口干舌燥、口舌生疮、心烦失眠、大便干结等病证，对此可多食鸭肉、百合、银耳等平补养阴的食物，或梨子、苹果、荸荠、香蕉等甘凉养阴的食物，以调理阴阳失衡的状况。

（2）冬令进补，来年打虎。

冬令尤其冬至是进补强身的最佳时机。冬令进补，是因冬季是潜藏的时节，由于气候寒冷，人体对能量与营养的要求较高，同时人体的消化吸收功能相对较强，故适当进补不但能提高机体的抗病能力，而且还可把补品中的有效成分储存在体内，为新一年的健康打下良好的基础。至于冬至进补，又是因为从冬至起阳气开始生发、生机旺盛，乘此进补，补品有效成分容易积蓄而发挥最佳效能。所以民间有"冬令进补，来年打虎""三九补一冬，来年无病痛"等养生谚语。进补的方法有食补与药补两种，食补用食品药膳、药补用药物药剂。不论食补还是药补，均应遵循辨证进补和不虚不补的原则。

3.精神调摄

（1）保养精神，固密心志。

就精神调摄来说，冬季要做到如《素问·四气调神大论》所言"使志若伏若匿，若有私意，若已有得"，即冬季宜重视保养精神，固密心志，勿使情志过极，情绪波动太大，以免扰动闭藏的阳气。

（2）调摄情绪，心志平静。

精神情志调摄，除了重视保持精神上的安静，还要学会及时调摄不良情绪，当处于紧张、激动、焦虑、抑郁等状态时，在阳光明媚的日子，可到室外运动活动，会亲访友，吹拉弹唱，尽快恢复失衡的情志，使心志平静。

4.运动锻炼

俗语云："冬天动一动，少生一场病；冬天懒一懒，多喝药一碗。""夏练三伏，冬练三九。"事实证明，冬季多参加室外活动，使身体受到适当的寒冷刺激，可使心脏跳动加快，呼吸加深，体内新陈代谢加强，身体热量增加，有益健康。但冬季不宜运动过度，特别不宜在大风、大寒、大雪、雾露中锻炼，避免阳气、阴精的损耗，以符合养"藏"的养生要求。

冬季气温较低、天亮较迟，在日出之前，林中植物尚未吸收二氧化碳、释放氧气；同时大气层在天亮前结构稳定，空气中积存了许多的二氧化碳等各种对人体有害的物质。凌晨外出锻炼极易遭受寒气、浊气的伤害，并且容易增加呼吸系统疾病和心脑血管疾病的患病风险。所以，冬季晨练，特别是老年人，冬季晨练时间不宜过早，应于太阳出来之后再进行锻炼。

四、一日养生

顺应一日昼夜变化，是因时养生防病的主要方法。

《灵枢·顺气一日分为四时》以"朝则人气始生，……日中人气长，……夕则人气始衰，……夜半人气入脏"为缘由，将一日分四时："朝则为春，日中为夏，日入为秋，夜半为冬。"所以，一日养生与四时养生基本原理大致相同。下面介绍一日养生中的生活起居与饮食调养的内容。

（一）一日生活起居

《素问·生气通天论》指出："阳气者，一日而主外，平旦人气生，日中而阳气隆，日西而阳气已虚，气门乃闭。是故暮而收拒，无扰筋骨，无见雾露，反此三时（加夜半为四时），形乃困薄。"由于阴主沉静、阳主躁动，因此人们白昼兴奋，日出而作，宜起床而工作、学习与生活，夜晚抑制，日落而息，宜减少活动、安卧休息并避免外邪入侵。若违背此一日养生即日出而作、日落而息的养生要求，阳气就会挫伤，形体就会被邪气困顿，最终生发疾病，影响健康。

1.早睡早起与子午觉

（1）早睡与早起。

根据平旦、日中、日西、夜半一日"四时"阳气变化的规律，应该早睡早起。早起：如"一日之计在于晨""闻鸡起舞""黎明即起"等养生谚语即是。早晨是阳气升发的大好时机，最宜于户外锻炼身体，上午是阳气隆盛的时段，最宜工作、学习。早睡：晚上因人体阳气敛藏于内，故应减少活动、早点休息，如《素问·生气通天论》即云："是故暮而收拒，无扰筋骨，无见雾露。"

（2）子觉与午觉。

午觉：经上午半日活动，阳气耗散，加之午时（11

时～13时）是一日时辰中的阳中之阳、阴气开始初生，阳气因此由盛转衰，所以午后须稍事休息以培补阳气；此外，中午由于环境气温较高，使得体表血管扩张，血液被迫向外分流，因此午餐后应注意适当休息，以保证消化器官的血液供应和营养物质的吸收。据调查，许多老寿星有保持午后小睡的养生经验。

子觉：23时～1时为子时，1时～3时为丑时，3时～5时为寅时，5时～7时为卯时，均是人们睡觉的最佳时间。因为子时是一日时辰中的阴中之阴、阳气开始初生，此时必须休息；另外，此时体内以副交感神经兴奋为主，体温下降，呼吸、心律及脉搏减慢，肾上腺素水平降低，外周血管扩张，内脏各器官功能下降，但大脑松果体内分泌的褪黑激素含量却开始增高，从而诱导人体进入睡眠放松状态。

2.不要轻易加班

（1）作息与节律。

时间生物医学研究证实，早晨醒来后神清意爽、生机勃勃，与肾上腺皮质激素分泌的昼夜节律在此时处于高峰有关；白天体力充沛、精神饱满，工作、学习效率高，也与昼夜节律所致体温升高有关。美国《商业周刊》在《适应生物钟变化，调整好倒班时间》一文中提出："自然节律实际上控制着人体的各项功能，从睡眠、警觉状态，到毛发生长及心脏跳动等。公司倒班制度造成员工生物钟的极大混乱。当雇员在短时间内过多地改变上班时间，其睡眠周期就不能适应。调查发现在每个星期都轮班时，有高达60%的人在班上打盹。倒班给员工造成许多身心危害，还造成许多工业事故，如三里岛核电站和切尔诺贝利核电站事故等，这些事故均发生在后半夜。"又如乘飞机长途旅行，出于时差的原因，昼夜突然逆转，会出现睡眠、消化和精神活动等方面的障碍，或是身体功能低下，人会感到非常疲劳，需要一段时间才能慢慢适应。

（2）不轻易加夜班。

长期上夜班者，与白天工作者比较，其节律的相位正好倒转180°。当其他人起床时他们才去睡觉，别人体温上升时他们反而下降；别人血中肾上腺皮质激素含量高时他们却很低。这说明人的生物钟是可以"拨动"的，以适应现实生活的需要。就养生保健来说，一是可采取弹性时间。要在身体功能达到高峰时，多工作、多学习；低潮时，注意休息，条件允许的话，可采取弹性工作时间、弹性学习时间。二是不轻易加夜班。不要轻易加夜班，即使要加夜班，也要循序渐进，逐步调整好我们的生物钟。

3. 亥时属肾宜行房

亥时即21时～23时，属肾为水，肾藏精，主管生长发育与生殖。现代研究发现，亥时人体内性激素水平较高，是一天中性欲最为旺盛的时候。亥时属肾，最宜性生活，此时拥有一段健康、和谐、高质量的性生活，不仅可以帮助人们增进夫妻感情、减轻压力、促进睡眠，还能增强机体的免疫和内分泌功能，美容皮肤，延缓衰老。此时，若能适当进食一些牛奶、豆浆等，可以促进体内褪黑激素的合成与分泌，从而起到提高睡眠质量的作用。

（二）一日饮食调养

《尚书》指出"食哉惟时"，即饮食的摄取宜定时进行。《素问·上古天真论》在谈到上古之人"尽终其天年，度百岁乃去"的原因之一即是"食饮有节"。"节"有节制、节律的意思。食饮有节，一是饮食要节制，不可过饱过饥，即饮食定量；二是食饮有节律，按时进餐，即饮食定时。

1.一日早、中、晚三餐

我国传统的饮食养生习惯是一日早、中、晚三餐。按照固定的时间有规律的进食，可保证脾胃消化、吸收作用有节律地进行。而脾胃协调配合、有张有弛，饮食在体内才能有条不紊地被消化、吸收并输布于全身，气血才能旺盛，脏腑才会安定，身体也才能健康。《黄帝内经·灵枢·平人绝谷》即云："胃满则肠虚，肠满则胃虚，更虚更满，故气得上下，五脏安定，血脉和利，精神乃居。"

2.早、中、晚三餐要求

（1）早中晚饭好饱少。

饮食定时既是饮食养生的重要原则之一，亦是保护脾胃消化功能的重要养生方法。中医认为人体的阴阳气血在一日之内随昼夜变化而盛衰各有不同，白昼阳气旺盛，精力充沛，新陈代谢也旺盛，而需要的营养供给较多，故饮食量宜大；夜晚阳衰阴盛，身体困倦，一般要按时入寝，而需要的营养供给较少，故饮食量略小，所以，自古就有"早饭宜好，中饭宜饱，晚饭宜少"的养生箴言。《老老恒言》曾说："《黄帝内经》曰：'日中而阳气隆，日西而阳气虚。'故早饭可饱，午后即宜食少，至晚更必空虚。"人与自然是一个统一的整体，早上太阳初生、中午太阳隆盛，天地的阳气都在升发、旺盛之中，这些时候人的脏腑功能也处于升发、旺盛的状态，营养需求大、代谢也旺盛，所以"早饭宜好、中饭宜饱"。晚上太阳落山，自然界一派阴寒之气，人的阳气也需敛藏，活动也较少，营养需求小、代谢也减退，所以"晚饭宜少"；若晚上大吃大喝，摄入的食物既由于阳气相对较虚，无力运化，又由于晚上活动较少能量不得消耗，极易引起肥胖。

（2）上床萝卜下床姜。

民间素有"上床萝卜下床姜，不用医生开药方"的养生谚语。早晨喝姜汤、姜茶，吃鲜姜丝、腌姜片，在于促进阳气生发、散布，并有御寒作用；晚间喝萝卜汤、吃腌萝卜，在于消食、和降胃气，使睡卧安定。

（3）早餐预防胆结石。

临床实践证明，由于长时间空腹易于形成胆囊结石，因此有规律地进食早餐，能预防胆囊结石的发生。

（4）晚饭少安定睡眠。

晚饭宜少，不仅有利于胃肠的消化功能，而且也可使睡眠安定。

（5）晚饭少预防肥胖。

国外有人通过实验观察，发现夜间食用碳水化合物易于储存，而早晨进食则易于分解，究其原因是体内糖异生与糖酵解两个生化过程各在一天的不同时间占优势，前者在夜间，后者在早晨，因此，晚饭宜少又能预防肥胖症的发生。俗话说"人无宵夜不胖"是有其科学道理的。东晋时期张湛在《养生要集》亦云："晚饭少吃口，活到九十九。"

五、中年养生

中年是指从青年到老年这个时段，但对不同年龄阶段的划分，世界各国标准不一，世界卫生组织认为45岁以下为青年人、45~59岁为中年人、60~74岁为老年人、90岁以上是长寿老人。我国常把35岁以下的成年人列为青年人，而把60岁作为步入老年的界限。因此，在我国中年是指从35岁到60岁这个年龄段。

（一）中年的生理和心理特点

《灵枢·天年》概括了中年人的生理、心理特点："人生……三十岁，五脏大定，肌肉坚固，血脉盛满，故好步；四十岁，五脏六腑十二经脉，皆大盛以平定，腠理始疏，荣华颓落，发鬓斑白，平盛不摇，故好坐；五十

岁，肝气始衰，肝叶始薄，胆汁始减，目始不明。"现代
研究表明，人类在30岁以后，大约每增加一岁，功能减退
1%。中年是心理成熟阶段，情绪多趋于稳定状态。但随着
来自社会、家庭等多方面的压力和重任的增多，心理负担
逐渐沉重。衰变、嗜欲、操劳、思虑过度是促使中年人早
衰的重要原因，也是许多老年慢性病的起因。明代张景岳
在《景岳全书·中兴论》强调："故人于中年左右，当大
为修理一番，然再振根基，尚余强半。"这说明中年的养
生保健至关重要。如果养生得当，既可精力旺盛而防止早
衰、预防老年病，亦可延年益寿。

（二）**养生指导**

1.不宜过度思虑

很多中年人肩负社会、家庭的重担，加上现实工作、
生活中的诸多矛盾，易使情绪陷入焦虑、抑郁、紧张的状
态。长此以往，思虑伤脾，郁怒伤肝，必然耗伤精气心
神，导致早衰、多病。南朝齐梁时期陶弘景在《养性延命
录》中强调"壮不竞时""精神灭想"，就是要求中年人
要精神畅达乐观，不要为琐事过分劳神，不要强求名利，
患得患失，应注意合理用脑，劳逸结合，有意识地发展有
益的兴趣爱好，或适当参加文体活动，及时释放焦虑情
绪，缓解心理上的压力。

2.切勿过度劳累

中年人要注意避免长期"超负荷运转"，防止过度劳
累，积劳成疾。在保证充分营养的前提下，要善于科学合理
地安排工作，学会休息，根据具体情况，调整生活节奏。要
善于利用各种机会适当地运动，闲暇时练习太极拳、八段
锦、五禽戏等传统健身术，或游泳、登高、对弈、垂钓等，
既可怡情养性，又可锻炼身体。必须保证充足的睡眠时间，
切不可因工作繁忙经常开夜车，切忌通宵达旦地工作。

3.注意节制房事

人到中年体力下降，加之工作紧张，家务繁忙，故应节制房事。如果房事频繁，势必损伤肾。

精气、肾气会影响健康和长寿。应根据各人的实际情况，相应减少行房次数，以固秘精气，维护生命之根基。如元代王珪在《泰定养生主论》中指出："三十者，八日一施泄；四十者，十六日一施泄，其人弱者，更宜慎之""人年五十者，二十日一施泄。……能保持始终者，祛疾延年，老当益壮。"此经验之谈，可作参考。

六、老年养生

到底多大岁数算老年人？一般而言，60岁以后就进入了老年期。WHO认为，60~74岁为年轻老年人，75~89岁为老年人，90岁以上为长寿老人。

（一）老年的生理和心理特点

《灵枢·天年》指出："六十岁，心气始衰，苦忧悲，血气懈惰，故好卧；七十岁，脾气虚，皮肤枯；八十岁，肺气衰，魄离，故言善误……"人到老年，身体会出现生理功能和形态学方面的退行性变化。其生理特点表现为脏腑、气血、精神等生理功能的自然衰退，机体调控阴阳和谐的稳定性降低。而由于社会角色、社会地位的改变，心理易产生孤独寂寞、忧郁多疑、烦躁易怒等情绪。其适应环境及自我调控能力低下，若遇不良因素刺激，易于诱发多种疾病。老年养生保健应注意以上特点，才能有益于祛病延年。

（二）养生指导

1.知足谦和，怡情养生

明代龚廷贤在《寿世保元·延年良箴》中说："积善有功，常存阴德，可以延年。""谦和辞让，敬人持己，可以延年。"这即要求老年人明理智、存敬戒、常知足，处世宜豁达宽宏、谦让和善，从容冷静地处理各种矛盾，从而保持家庭和睦、社会关系协调，有益于身心健康。

老年人应根据自己的性格和情趣怡情养生，如澄心静坐、益友清谈、临池观鱼、披林听鸟等，使生活自得其乐，以利康寿。

老年人往往体弱多病，应树立乐观主义精神和战胜疾病的信心，定期进行体检，及早发现一些不良征兆，及时进行预防或治疗。

2.审慎调食，注重营养

元代邹铉在《寿亲养老新书·饮食调节》指出："高年之人，真气耗竭，五脏衰弱，全仰饮食以资气血。"故当审慎调食，注重营养，以求祛病延年。反之，"若生冷无节，饥饱失宜，调停无度，动成疾患"，则损体减寿。

（1）营养丰富：老年人的饮食调摄，应该注重营养，食宜多样，补益精气，延缓衰老，以适合老年生理特点。不要偏食，不要过分限制或过量食用某些食品，又应适当补充一些身体缺乏的营养物质，使老年人获得均衡的营养。例如，老年人由于生理功能减退，容易出现骨质疏松症及脱钙现象，极易造成骨折。同时，老年人胃酸分泌相对减少，也会影响钙的吸收和利用。在饮食中选用含钙高的食品，适当多补充钙质，对老年人具有特殊意义。多吃乳类及乳制品、大豆及豆制品等含钙高的食物。针对老年人体弱多病的特点，可经常食用莲子、山药、藕粉、菱角、核桃、黑豆等补脾肾益康寿之食品，或辅食益寿药膳进行食疗。

（2）食宜清淡：老年人之脾胃虚衰，受纳运化力薄，饮食宜清淡。多吃鱼、瘦肉、豆类食品和新鲜蔬菜水果，不宜吃味重、肥腻或过咸的食品。要限制动物脂肪、高胆固醇饮食，宜多食植物油。现代营养学提出老年人的饮食应是"三多三少"，即蛋白质多、维生素多、纤维素多，糖类少、脂肪少、盐少，正契合"食宜清淡"这一原则。

（3）食宜温软：老年人阳气日衰，而脾又喜暖恶冷，故宜食用温热之品以煦阳护脾，勿食或少食生冷，以免损伤脾胃，但亦不宜温热过甚，以"热不灸唇，冷不振齿"为宜。老年人脾胃虚弱，加上牙齿松动脱落，咀嚼困难，故宜食用软食，忌食黏硬不易消化之品。粥不仅容易消化，且益胃生津，对老年人的脏腑尤为适宜。故明代医家李梴提倡老年人最宜食粥。

（4）食宜少缓：老年人宜少量多餐。《寿亲养老新书》强调："尊年之人，不可顿饱，但频频与食，使脾胃易化，谷气长存。"进食亦不可过急过快，宜细嚼慢咽，这不仅有助于饮食的消化吸收，还可避免呛、咳、噎。

3.起居有度，谨慎安排

老年人气血不足，卫气常虚，易致外感，当谨慎调摄生活起居。《寿亲养老新书》指出："凡行住坐卧，宴处起居，皆须巧立制度。"老年人的生活，要科学合理，符合其生理特点。

老年人居住环境以安静清洁、空气流通、阳光充足、湿度适宜、生活方便为好。

老年人首先要保证良好的睡眠，宜早卧早起，右侧屈卧为佳，注意避风防冻，但忌蒙头睡。其次应慎衣着，适寒暖，要根据季节气候的变化随时增减衣衫，要注意胸、背、腿、腰及双脚的保暖。再次是房室之事应随增龄而递减，年高体弱者要断欲独卧，避忌房事，体质刚强有性要求者，不要强忍，但应适可而止。

老年人机体功能逐渐减退，较易疲劳，尤当注意劳逸适度。要尽可能做些力所能及的体力劳动或脑力劳动，但切勿过度疲倦。

老年人应保持良好的卫生习惯。面常洗，发常梳，早晚漱口。临睡前，宜用热水洗泡双足。要定时排便，经常保持大小便通畅，防止因二便失常而诱发疾病。

4.运动锻炼，调和气血

老年人，精气虚衰，气血运行迟缓，故又多瘀多滞。积极、适度的体育锻炼可以调和气血、强身健体、延年益寿。

老年人运动锻炼应遵循因人制宜、适时适量、循序渐进、持之以恒的原则。参加锻炼前，要请医生进行全面的身体检查，了解身体健康状况及有无重大疾病。在医生的指导下，选择合适的运动项目，掌握好活动强度、速度和时间。一般来讲，运动量宜小不宜大，动作宜缓慢而有节律。适合的运动项目有太极拳、五禽戏、武术、八段锦、慢跑、散步、游泳、乒乓球、羽毛球、老年体操等。锻炼时要量力而行，力戒争胜好强，避免情绪过于紧张或激动。时间以早晨日出后为好，晚上可安排在饭后1.5h以后运动，次数每天宜1～2次。忌在恶劣气候环境中锻炼，以免带来不良后果。如盛夏季节不要在烈日下锻炼，以防中暑或发生脑血管意外；冬季外出锻炼，要注意防寒保暖，防止跌倒；大风大雨有雾天气，不宜外出。还须注意不在饥饿时锻炼。

另外，老年人应掌握自我监护知识，一旦发现身体异常情况，应及时就诊，采取相应措施。

5.补偏救弊，合理用药

老年人由于生理上发生退行性改变，身体功能减退，无论是治疗用药，还是保健用药，都应遵循以下原则：宜多进补、少用泻；药宜平和，药量宜小；注重脾肾，兼顾五脏；辨体质论补，调整阴阳；掌握时令季节变化规律用药，定期调整；多以丸散膏丹，少用汤剂；药食并举，顾护脾胃。

七、男性养生

（一）男性的生理和心理特点

男子在生理上为阳刚之质，以精为基础。中医认为，男性禀赋了自然界的阳气，女性禀赋了自然界的阴气，故男为阳，女为阴。因此在生理特点上，男性处于一种相对阳强阴弱的阴阳平衡的状态，呈现一派"阳刚之气"，从而决定了男性具有剽悍勇敢、争强好胜、喜动恶静的性格特征。精血是人类生命活动不可缺少的基本物质，相对而言，男子以精为主，女子以血为主。因男子在性生活中通过排精消耗相当数量的精液，加之欲望无涯，若不能加以节制，极易出现精亏、精少的状况，因此男性易于发生精亏。

男子在心理上，以男子阳刚之躯而具有处事果断刚毅、敢想敢说敢为、做事干脆利落的气质。心胸比较开阔，坦诚大度，感情粗犷，性格豪放，进取心较强，在社会交往、家庭生活和事业上都表现出较强的好胜心和自尊心。女性则刚强有余而柔韧不足，对事情的处理上自制能力相对较弱，易于出现亢奋的情绪变化。

明代万全在《广嗣纪要》指出"男子以精为主"，《素问·上古天真论》也认为肾精在男性健康中至关重要。因此，男性养生保健重在顾护肾精。

（二）养生指导

1.少量饮酒，戒除香烟

男性平时喝酒的机会较多，因此要注意少喝酒。酒能使人增加患肝癌、口腔癌和喉头癌的可能性，酒还能使血压升高，导致易患心脏病或心肌梗死。过量饮酒还会影响性生活的质量，而大量的酒精更会对人体精子造成损害。

吸烟会增加心血管病、肺癌和呼吸器官疾病的危险。因此，最好不吸烟，吸烟者最好戒烟，如一时戒不了烟，应多吃胡萝卜、葱蒜、菠菜和橙黄色的水果，多吃鱼类，经常喝茶等以减轻香烟的毒害作用。

2.节欲保精，调神养精

节欲保精，此精为狭义之精。节欲是指对于性欲要有节制，男女之欲是正常生理要求，欲不可绝，亦不能禁，但要注意适度，不使太过，做到既不绝对禁欲，也不纵欲过度，即是节欲的真正含义。男性肾精亏耗，多由房事不节所致。节欲可防精液的过分泄漏，保持精盈充盛，有利于生命先天之本肾脏和其他脏腑功能强健，因此节欲有强身健体、延年益寿的作用。

调神养精，此精为广义之精。精源于先天肾脏、养于后天脾胃而藏于五脏，精又为神之基。精可养神，神可御精，积精可以全神，宁神可以保精。所以，男子若注意精神调摄，调情志不使其过极，则五脏自能安和、精自然充盛，肾精亦自会充盛，生命之基强健。若心神不宁、神驰于外，或思虑过度、所欲不得，则五脏紊乱、精气不藏，精亦易走失或暗耗，生命之基动摇。

3.药食两用，补肾固精

男子肾虚精亏最常见的原因是房事过频、遗泄无度，其调养在于补肾固精。肾虚精亏，既可药治，亦可食补，常言道"药补不如食补"，故以药食两用之品调养最为适宜。如山药、芡实、核桃、白果、莲子、柏子仁、金樱子、海参、淡菜、鸡肉、猪肾、猪髓、羊肾、蚕蛹、鹿角胶、冬虫夏草、肉苁蓉、锁阳、何首乌、熟地黄、紫河车等为常用补肾生精、固精涩精的药食两用之品，适用于肾精不足所致遗精、早泄等病症的调养。

八、女性养生

(一)女性的生理和心理特点

《广嗣纪要》记载："女子以血为主。"《灵枢·五音五味》指出："……之生，有余于气，不足于血……"

妇女无论是月经形成，还是孕育胎儿、分泌女性乳汁等均以血为物质基础。女子以血为本、以血为用，因此，女性养生保健以养血补血为要。

女性以肝为先天，易受不良情绪影响，又具有感情丰富、情难自制的心理特点。因此女性的养生保健，须保持肝之疏泄功能正常。

女性在解剖学上有胞宫；在生理上有月经、胎孕、产育、哺乳等特点；在病理上，因其生理、心理特点，较男性更易身心失调。因此，女性除了注意一般的养生保健外，还须注重经期、孕期、产褥期、哺乳期及更年期的养生保健。

（二）养生指导

1.经期养生

（1）寒温适宜：血得寒则凝泣不行，故在行经期间，应寒温适宜。清代萧埙在《女科经纶》中说："若寒温乖适，经脉则虚，如有风冷，虚则乘之，邪搏于血，或寒或温，寒则血结，温则血消，故月水乍多乍少，为不调也。"这指出经期宜加强寒温调摄，尤当注意保暖，避免受寒，切勿涉水、淋雨、冒雪、坐卧湿地、下水田劳动，严禁游泳、冷水浴，忌在烈日高温下劳动，否则，致月经失调、痛经、闭经等。

（2）节制饮食：清代沈金鳌在《女科玉尺》中指出："若经来时，饮冷受寒，或吃酸物，以致凝积，血因不流。"月经期间，应摄取清淡而富有营养之食品。忌食生冷、味酸、辛辣、香燥食物，以防生冷、酸味令经脉凝涩，血行受阻，致使经行不畅、痛经、闭经；辛辣、香燥助阳耗阴，致血分蕴热，迫血妄行，令月经过多。此时不宜饮酒，以免刺激胞宫，扰动气血，影响经血的正常进行。

（3）调畅情志：月经期要保持心情舒畅，避免精神刺激和情绪波动。《女科经纶》说："忧思过度则气结，气结则血亦结……忿怒过度则气逆，气逆则血亦逆，气血结逆于脏腑经络，而经于是乎不调矣。"这强调情志因素对月经的影响极大。经期若产生紧张忧郁、烦闷易怒之心理，则经血不得正常疏泄，出现乳房胀痛、腰酸疲乏、少腹坠胀等。因此，在经前和经期都应保持心情舒畅，避免七情过度，否则，会引起脏腑功能失调，气血运行逆乱，轻则加重经间不适感，导致月经失调，重则出现闭经等症。

（4）劳逸结合：经期以溢泻经血为主，需要气血调畅。适当活动，有利于经行畅利，减少腹痛，故月经期一般可照常工作，但应避免重体力劳动和剧烈活动，不应过度疲劳。若劳倦过度则耗气动血，可致月经过多、经期延长、崩漏等。元代朱震亨《丹溪心法》云："若劳伤过极，脏腑俱伤，冲任之气虚，不能约制其经血，故忽然而下。"

（5）卫生清洁：保持外阴部的清洁卫生，用温水洗擦外阴，经期严禁下水和盆浴，已婚妇女则忌房事。必须保持外阴、内裤、月经带、垫纸的清洁，勤洗勤换内裤、月经带，并置于日光下晒干，月经纸要柔软清洁、勤换。洗浴宜淋浴，不可盆浴、游泳，严禁房事、阴道检查。如因诊断必须做阴道检查者，应在消毒情况下进行。

2.产褥期养生

产后6～8周属产褥期。由于分娩时耗气失血，机体处于虚弱多瘀的状态，因此需要较长时间的精心调养。

（1）休息静养，劳逸适度：充分休息，保持足够的睡眠时间，以恢复因产时造成的过度疲劳，不宜过早劳动。产妇的休息环境必须清洁安静，室内要温暖舒适、空气流通。

除难产或手术产外，一般顺产可在产后24h后起床活

动，并且逐渐增加活动范围，以促进恶露畅流、子宫复
原，恢复肠蠕动，保证二便通畅，有利于身体康复。

（2）增加营养，食饮有节：产妇分娩时，身体受到
一定耗损，产后又须哺乳，因此饮食宜营养丰富，但要易
于消化、一日多餐，注意补不碍胃、不留瘀血。当忌食油
腻和生冷瓜果，以防损伤脾胃和恶露留滞不下，也不宜吃
辛热伤津之食，预防大便困难和恶露过多。

（3）讲究卫生，保持清洁：产褥期因有恶露排出，
产后汗液较多，且血室正开，易感邪毒，故宜经常擦浴淋
浴，更需特别注意外阴清洁，预防感染。产后百日之内严
禁房事。产后四周不能盆浴，以防邪毒入侵引发其他疾
病，不利于胞宫恢复。

3.哺乳期养生

（1）哺乳卫生：产后将乳头洗净，在乳头上涂抹植
物油，使乳头的积垢及痂皮软化，然后用肥皂水及清水洗
净。产后8～12h即可开奶。每次哺乳前，乳母要洗手，用
温开水清洗乳头。哺乳后也要保持乳头清洁和干燥，不要
让婴儿含着乳头入睡，不留残乳。若出现乳头皲裂成乳
痈，应及时医治。

哺乳一般每隔3～4h一次，哺乳时间为15～20min。哺
乳至十个月左右可考虑断奶。

（2）饮食营养：《类证治裁》说："乳汁为气血所
化，而源出于胃，实水谷之精华也。"产后乳汁充足与
否、质量如何，与脾胃盛衰及饮食营养密切相关。乳母应
加强饮食营养，多喝汤水，以保证乳汁的质量和分泌量。
忌食刺激性食品，勿滥用补品。如乳汁不足，可多喝鲫鱼
汤、鸡汤、猪蹄汤等。若乳汁自出或过少，须求医诊治。

（3）起居谨慎：疲劳过度，情志郁结，均可影响乳
汁的正常分泌。乳母必须保持心情舒畅，起居有时，劳逸

适度。大多数妇女在哺乳期虽然无月经，但仍有怀孕的可能，故要注意避孕。最好用避孕工具，勿服避孕药，以免抑制乳汁的分泌。

（4）慎服药物：许多药物可以经过乳母的血循环进入乳汁。因此，乳母于哺乳期应慎服药物。

4.更年期养生

妇女在45～50岁进入更年期。更年期为绝经前后的一段时期，有的认为是生殖旺盛时期到绝经期的过渡时期。此时由于肾气渐衰、天癸将竭、冲任二脉虚损，失去生殖功能，致使阴衰阳盛、阴阳失调，出现头晕耳鸣、心悸失眠、烦躁易怒、烘热汗出等一系列不适的自觉症状。为了使妇女顺利度过这一时期，应注意以下几方面的养生保健。

（1）稳定情绪：更年期妇女应当正确认识自己的生理变化，消除不必要的思想负担，排除紧张恐惧、消极焦虑的心理和无端的猜疑。避免不良的精神刺激，勿使大怒，勿令忧思。可根据自己的性格爱好选择适当的方式来怡情养性。要保持情绪乐观，胸怀开阔，树立信心，度过短暂的更年期。

（2）饮食调养：更年期妇女肾气衰，天癸将竭，月经频繁，经血量多，经期延长，往往出现贫血，可选食鸡蛋、动物内脏、瘦肉、牛奶等高蛋白食物及菠菜、油菜、番茄、桃、橘等绿叶蔬菜和水果纠正贫血。应当少吃盐，不要吃刺激性食品，如酒、咖啡、浓茶、胡椒等。平时可选食木耳、黑芝麻、核桃等补肾食品。

（3）劳逸结合：更年期妇女应注意劳逸结合，保证睡眠和休息，不可过度安逸少动，要充分理解"流水不腐，户枢不蠹"的道理，宜做适当的劳动、运动，如打太极拳、骑自行车等，可以锻炼身体，分散注意力，顺利度过更年期。

（4）定期体检：绝经期前后的妇女是生殖器肿瘤好发年龄，应定期做防癌普查。对发生的特殊腹痛、异常的阴道流血、异常增多的带下等情况，要及时检查，确定疾病性质，以便早期诊断、早期治疗。

九、不同体质的养生

（一）体质的分类

1.阴阳五行

《灵枢·阴阳二十五人》根据人的体形、肤色、认识能力、情感反应、意志强弱、性格静躁，以及对季节气候的适应能力等方面的差异，将体质分为木、火、土、金、水五大类型。又根据五音的太少，以及左右手足三阳经、气血多少反映在头面四肢的生理特征，将每一类型再分五类，共为二十五型，统称"阴阳二十五人"。本法强调对季节的适应能力为体质的分类依据，具有实际意义。

2.阴阳太少

《灵枢·通天》把人分为太阴之人、少阴之人、太阳之人、少阳之人、阴阳和平之人五种类型。本法是根据人体先天禀赋的阴阳之气的多少，说明人的心理和行为特征，即气质方面的差别的分类方法。

3.禀性勇怯

《灵枢·论勇》根据人体脏气有强弱之分，禀性有勇怯之异，再结合体态、生理特征，把体质分为两类。其中，心胆肝功能旺盛、形体健壮者，为勇敢之人；而心肝胆功能衰减、体质孱弱者，系怯弱之人。

4.体型肥瘦

《灵枢·逆顺肥瘦》将人分为肥人、瘦人、肥瘦适中人三类。《灵枢·卫气失常》又将肥人分为膏型、脂型、肉型三种，并对每一类型人生理上的差别、气血多少、体质强弱皆做了比较细致的描述。由于人到老年形体肥胖者较多，因此本法可以说是最早的关于老年人体质的分型方法。

（二）常见不良体质养生

中华中医药学会于2009年4月9日发布的《中医体质分类与判定》标准中，将体质分为平和质、气虚质、阳虚质、阴虚质、痰湿质、湿热质、血瘀质、气郁质和特禀质九个类型。此处着重介绍阴虚、阳虚、气虚、血虚、痰湿、血瘀、气郁等不良体质的养生方法。

1.阴虚体质

（1）体质特点。

形体消瘦，午后面色潮红，口咽少津，心中时烦，手足心热，少眠，便干，尿黄，不耐春夏，多喜冷饮，脉细数，舌红少苔。

（2）养生方法。

①精神调养：阴虚体质之人性情急躁，常常心烦易怒，这是阴虚火旺、火扰神明之故，应遵循《素问·上古天真论》所说的"恬淡虚无""精神内守"之养神大法。平素加强自我涵养，自觉地养成冷静、沉着的习惯。不宜参加激烈的社会活动与竞争，应多练太极拳、钓鱼等，调剂自己的精神情志，从而增强体质。

②环境调养：阴虚者，常有手足心热、口咽干燥、畏热喜凉，且冬寒易过、夏热难受。故在炎热的夏季应注意避暑。"秋冬养阴"，特别是秋季气候干燥，最易伤阴，对阴虚体质之人更为重要。居室环境应安静。

③饮食调养：饮食调养的原则是滋阴潜阳，宜清淡，少吃辛辣、燥烈之品。宜食芝麻、糯米、蜂蜜、乳品、蔬菜、水果、豆腐、鱼类等，并着意食用沙参粥、百合粥、枸杞粥、桑椹粥、山药粥。条件许可者，可食用燕窝、银耳、海参、淡菜、龟肉、蟹肉、冬虫夏草、老雄鸭等。对于葱、姜、蒜、韭、薤、椒以及酒等则应

少吃、少饮。

④体育锻炼：不宜过激活动，应着重调养肝肾功能，太极拳、八段锦等较为适合。

⑤药物养生：可选用滋阴清热之品，如女贞子、山茱萸、五味子、旱莲草、麦冬、天冬、黄精、玉竹、玄参、枸杞子、桑椹、龟板诸药，均可依证情选用。常用中成药有六味地黄丸、大补阴丸等。由于阴虚体质，又有肾阴虚、肝阴虚、肺阴虚、心阴虚等不同，故应随其阴虚的不同而调补之。

2.阳虚体质

（1）体质特点。

形体白胖，面色淡白，畏寒喜暖，手足欠温，小便清长，大便时稀，唇淡口和，常自汗出，脉沉乏力，舌淡胖。

（2）养生方法。

①精神调养：阳气不足的人常有情绪不佳的表现，肝阳虚者善恐、心阳虚者善悲。因此，要善于调节自己的感情，消除或减少不良情绪的影响。宜多听音乐、多交朋友、多参加社会活动，以振奋精神、强健身体。

②环境调养：阳虚者，多形寒肢冷、喜暖怕凉，且不耐秋冬。故在严寒的冬季，要"避寒就温""春夏养阳"，在春夏之季，要注意培补阳气。另外，夏季不可在室外露宿，睡眠时不要让电扇直吹，空调温度不能太低，同时避免在树荫下、水亭中及过堂风很大的过道久停。

③饮食调养：应多食温阳之品，如鹿肉、羊肉、鸡肉等。根据"春夏养阳"的原理，夏日三伏，每伏可食附子粥或羊肉附子汤等药膳，借助天地阳旺之时，以壮人体之阳。平日宜少食、少饮寒凉食品，如西瓜、苦瓜、绿豆、绿茶、冷冻饮料等。

④体育锻炼：因"动则生阳"。故阳虚体质之人，要加强体育锻炼，春夏秋冬，坚持不懈，每天进行1~2次。具体项目，如散步、慢跑、球类运动、游泳、太极拳、五禽戏、八段锦等，可依体力强弱而定。

⑤药物养生：可选用温阳散寒之品，常用药物有鹿茸、海狗肾、冬虫夏草、巴戟天、淫羊藿、仙茅、肉苁蓉、补骨脂、核桃、杜仲、续断、菟丝子等，中成药可选用金匮肾气丸、右归丸、全鹿丸。若偏脾阳虚者，选择理中丸或附子理中丸；脾肾两虚者，可用济生肾气丸。

3.气虚体质

（1）体质特点。

形体消瘦或偏胖，面色淡白，语声低怯，常自汗出，动则尤甚，体倦健忘，脉虚弱，舌淡苔白。

（2）养生方法。

①精神调养：气虚之人，多有精神不振，故在精神调养方面，要省思少虑，以免损气伤身，影响健康。

②起居调养：气虚体质者，容易疲劳，故应起居有常，劳逸结合，防止过劳。

③饮食调养：宜食具有补气作用的食物，如粳米、糯米、籼米、小米、黄米、大麦、山药、马铃薯、大枣、胡萝卜、香菇、豆腐、鸡肉、鹅肉、兔肉、鹌鹑、牛肉、青鱼、鲢鱼。若气虚甚者，当选用人参莲肉汤或黄芪鸡、四君子鸭等药膳补养。

④体育锻炼：气虚之人，身体较弱，一般不宜运动过量，以防过汗伤气，应选择活动量小的运动如散步、慢跑、太极拳等。

⑤药物养生：气虚之人，宜常服黄芪、党参、人参等补气药物。气虚甚者，脾气虚，宜选四君子汤或参苓白术

散；肺气虚，宜选补肺汤；肾气虚，多服肾气丸。

4.血虚体质

（1）体质特点。

面色苍白无华或萎黄，唇色淡白，头晕目眩，不耐劳作，失眠多梦，脉细无力，舌质淡。

（2）养生方法。

①精神调养：血虚之人，时常精神不振、失眠健忘、注意力不集中，故应振奋精神。当烦闷不安、情绪不佳时，可以听音乐、欣赏戏剧，观赏相声或哑剧，能使精神振奋。

②起居调养：血虚则头面失养，故应注意适度休息，尤其要预防用脑、用心过度，暗耗阴血；注意用眼过度，谨防"久视伤血"。

③饮食调养：宜食具有补血作用的食物，如可常食桑椹、桂圆、黑木耳、菠菜、胡萝卜、动物肝脏、乌鸡、甲鱼、海参。若血虚甚者，当选用当归生姜羊肉汤或阿胶羊肝等药膳补养。

④体育锻炼：血虚之人，身体亦弱，一般不宜运动过量、过猛，以防过汗伤血，应选择活动量小、动作柔和的运动如散步、慢跑、太极拳等。

⑤药物养生：血虚之人，宜常服当归、熟地黄、何首乌、阿胶等补血药物。血虚甚者，可常服当归补血汤、四物汤、归脾汤。若气血两虚，则须气血双补，选八珍汤、十全大补汤，或人参养荣汤等。

5.痰湿体质

（1）体质特点。

形体肥胖，肌肉松弛，嗜食肥甘，神倦身重，懒动嗜睡，口中黏腻，或便溏，脉濡而滑，舌体胖、苔滑腻。

（2）养生方法。

①精神调养：痰湿体质之人，常有神倦嗜睡、情志抑

郁的表现，因此应适当参加社交、公益、兴趣活动，以振奋精神；合理安排休闲、旅游、度假活动，以舒畅情志。

②环境调养：不宜居住在潮湿的环境里；平时宜多进行户外活动，经常晒太阳或进行日光浴。在阴雨湿冷的气候条件下，应减少户外活动，避免受寒感湿。

③饮食调养：饮食应以清淡为主，少食肥肉及甜、黏、油腻的食物，酒类也不宜多饮，且勿过饱。多食健脾利湿、化痰祛湿的食物，如海带、冬瓜、白萝卜、荸荠、紫菜、海蜇、洋葱、枇杷、白果、大枣、扁豆、薏苡仁、红小豆、蚕豆、包菜等。

④体育锻炼：痰湿体质，因形体肥胖、易于困倦，故应根据自己的具体情况循序渐进，坚持运动锻炼，如散步、慢跑、乒乓球、羽毛球、网球、游泳、八段锦、五禽戏以及适合自己的各种舞蹈均可选择。

⑤药物养生：痰湿的形成与肺、脾、肾三脏关系最为密切，故药物养生重点在于调补肺、脾、肾三脏。肺失宣降、津失输布、液聚生痰者，当宣肺化痰，方选二陈汤；脾不健运、湿聚成痰者，当健脾化痰，方选六君子汤或香砂六君子汤；肾虚不能制水、水泛为痰者，当温阳化痰，方选金匮肾气丸。

6.血瘀体质

（1）体质特点。

面色晦滞，口唇色暗，眼眶暗黑，肌肤干燥，脉细涩，舌紫黯或有瘀点。

（2）养生方法。

①精神调养：血瘀体质在精神调摄上，要培养乐观的情绪。精神愉快则气血和畅，营卫流通，有利血瘀体质的改善。反之，苦闷、忧郁则可加重血瘀倾向。

②起居调养：血瘀体质有血行不畅的特质，而血得热

则行，得寒则凝。故在起居调摄上，作息要规律，保证良好睡眠，尽量不熬夜；要注意动静结合，不可过分安逸；要注意衣着和居室环境温暖舒适，避免寒冷刺激。

③饮食调养：可常食桃仁、油菜、洋葱、山楂、玫瑰、慈姑、黑大豆等具有活血祛瘀作用的食物，酒可少量常饮，醋可多吃，山楂粥、花生粥亦颇相宜。凡具有寒凉、油腻、涩滞作用的食物都应忌食或少食，如西瓜、苦瓜、花生、蛋黄、奶酪、乌梅、柿子等。

④体育锻炼：多做有益于心脏和血脉的活动，如年轻人可进行跑步、登山、游泳、球类运动，而中老年人，太极拳、八段锦、各种舞蹈和保健按摩，均可选择，以全身各部位都能活动起来、帮助气血运行、解除气滞血瘀为原则。

⑤药物养生：可选用活血养血之品，如地黄（生地黄活血，熟地黄补血）、丹参、当归、川芎、五加皮、三七、益母草等。

7.气郁体质

（1）体质特点。

形体消瘦或偏胖，面色苍暗或萎黄，急躁易怒，或忧郁寡欢，胸闷不舒，时欲太息，脉弦，舌淡红、苔白。

（2）养生方法。

①精神调养：气郁体质的人性格内向，常处于抑郁的精神状态，应主动寻求快乐。多参加社会活动、集体文娱活动，常看喜剧、相声、滑稽剧，以及富有鼓励、激励的电影、电视节目，勿看悲剧、苦剧，多听轻松的音乐，多读积极、鼓舞人心、富有乐趣、能展现美好生活前景的书籍，以开阔胸怀，解除抑郁状态。

②起居调养：中医认为"郁而发之"。故起居作息要规律，顺应四时变化调节起居；适度增加户外活动时间，多接触社会，疏解郁滞；居室要宽敞、明亮，衣着要宽

松、舒适，勿使气机郁结。

③饮食调养：可少量饮酒，以疏解气郁、活动血脉、振奋精神。多食一些行气的食物，如佛手、橙子、韭菜、茴香菜、蒜、刀豆、洋葱、玫瑰、香橼等。另外，西瓜、苦瓜、冰冷等寒凉食物及乌梅、柿子、酸枣、李子等涩滞食物，由于其有凝滞气血的作用，均应少吃或不吃。

④体育锻炼：多参加体育锻炼及旅游活动。因体育锻炼和旅游均能运动身体、疏通气血，同时通过欣赏自然美景也能调剂郁结的精神情志。

⑤药物养生：常用香附、乌药、川楝子、小茴香、青皮、郁金等疏肝解郁的药为主组成方剂，如越鞠丸等。若气郁引起血瘀，当配伍当归、丹参等活血化瘀药。

8.体力劳动者养生

体力劳动者拥有的劳动条件和所处的劳动环境，密切影响着劳动者的身体健康。体力劳动者主要以筋骨肌肉活动为主，特征是体内物质代谢旺盛，能量消耗快而且多。另外，不同工种劳动者在进行工作时，身体须保持一定体位或者采取某种固定姿势或重复单一的动作，局部筋骨肌肉长时间处于紧张状态，久之可引起劳损。因此《素问·宣明五气》提出"久视伤血、久卧伤气、久坐伤肉、久立伤骨、久行伤筋"的理论。所以，体力劳动者的养生保健，首先要注意不断改善劳动条件和劳动环境。其次对于某些职业性损害，如噪声、放射性物质、高温以及铅、汞、苯、甲醇、乙醇、有机磷、粉尘等，应根据不同工种积极采用相应的方法进行防护，尽力防止职业病的发生。

（1）合理膳食。

体力劳动者要进行正常工作，首先必须保证一定的热量摄入及足够的热量供给。为此必须注意膳食的合理搭配和烹调，增加饭菜花样和质量，以满足机体对热量及各种营养素的需求。此外，根据工种的不同在食物的选择上也要有所不同，从一定程度上抵消或解除有害因素的危害。在寒冷环境下的体力劳动者，除了增加总热量，还应注意增加脂肪比重；从事高温作业的体力劳动者，因出汗多会造成体内无机盐和水分损失较多，故除了大量补充蛋白质及总热量外，还应注意补充含盐饮料和维生素B、维生素C等；在矿井、地道、水下等黑暗环境下的工作人员，因不长接触阳光，故应注意补充维生素A、维生素D；长期接触苯的体力劳动者，膳食应当限制脂肪的摄入量，提高蛋白质、碳水化合物和维生素C的摄入量。

（2）适当运动。

不同工种的体力劳动者，经常采用某种固定姿势或一定体位进行劳动，身体某些部分肌肉持续运动，另外部分的肌肉则处于相对静止状态，肌群不能均衡发展，因此需要选取相应体育运动项目锻炼相对静止的身体部位。售货员、挡车工、车工等，长时间处于站立姿势，腰腿肌肉长期处于紧张疲劳状态，常出现腰酸腿痛，甚至驼背、腰肌劳损和下肢静脉曲张。这类体力劳动者可多做些摆腿动作，并行散步、慢跑、体操等运动。雕刻工、装配工、包装工等，长时间坐着，可选择全身性活动，特别是球类运动，可促进血液循环、增强手指、手腕的灵巧性和敏感性。

技工类如司机、挡车工、缝纫工及连续流水作业的工人，费体力也费脑力，强体力劳动的同时，脑神经也高度紧张，易患失眠、头痛、神经性高血压等，宜选择运动量小、动作柔和的项目，如太极拳、八段锦等传统健身术、球类及器械体操运动等。

（3）工作与休息。

体力劳动者上班时应认真执行劳动保护措施，并严格遵守劳动纪律和操作规程，防止工伤事故的发生。下班后，要保证充足睡眠，以放松精神、解除筋骨肌肉的紧张与疲劳。充足的睡眠对于夜班工人尤为重要。除此之外，不同工种的工人可采取不同的休息方式。比如根据可能的条件调剂工作时间，或根据条件变换体位进行工作。另外，每天要有一定的放松时间，如下班后跳舞、听音乐、观鱼、赏花等。长期站立者，应穿中跟鞋、平底鞋以减轻疲劳感，还可套上弹力护腿或打绑腿以减轻腿部疲劳，预防静脉曲张。黑暗环境中的工作者要加强户外活动，多晒太阳。

（4）适度用脑。

脑力活动是保证人健康长寿不可或缺的重要因素，古人所谓"神强必多寿"即是强调了合理用脑的重要性。各脏腑器官均有"用进废退"的规律。体力劳动者也要适度用脑，才能保证大脑活力旺盛，进而达到健康长寿的目的。在培养自己学习兴趣的同时，结合职业特点学习园艺、缝纫、绘画、棋弈等不同的技能，有意识地锻炼记忆力。下班后多读书看报，也可以参加如猜谜语、脑筋急转弯等的游艺活动。

9.脑力劳动者养生

脑力劳动者，必须经常性地使用脑力去分析、思考和记忆，因此常有头晕头痛、心悸失眠、食欲不振等脑髓耗伤、心血暗耗、脾气郁结等症状；经常昼夜伏案，长期承受单一姿势的静力性劳动，使肌肉长期处于紧张状态，易致气血凝滞而诱发多种疾病。因此，脑力劳动者的养生保健原则是健脑养心、运动形体、心身兼顾。

（1）科学合理用脑。

经常思考，注重创新，可有效刺激脑细胞的再生，恢复大脑活力，也是延缓人体衰老的有效方法。但是，大脑也不宜过度使用，一般连续伏案工作时间不应超过2h。在眼睛感到疲乏时宜停止工作，或闭目养神，或眺望远景，或做深呼吸，或做简单的肢体运动。连续用脑时，要注意更换工作内容，如阅读、听录音、看图像等活动交替进行，还可边听轻音乐边工作，以平衡左右脑，减轻思维中枢的压力，有节奏地工作和学习，不仅有助于保护大脑，保持饱满的精神状态，而且还可以提高工作效率，收到事半功倍的效果。

此外，流通的新鲜空气、明暗适中的自然光线、安静的工作场所，是脑力劳动者保持大脑清醒状态、提高工作效率的最佳环境条件，须特别注意。

（2）饮食药物健脑。

肾藏精，精生髓，髓聚成脑；心主血脉，主神志。因此，补肾益精、养心补血的食物、药物均有补脑、健脑、强志、增智的作用。食物如花生、腰果、杏仁、核桃等干果，大豆及其制品，芝麻、龙眼与红枣，牛奶、鸡蛋、鲜鱼、海参、淡菜以及动物脑、心、肝等内脏。药物如地黄、何首乌、益智仁、女贞子、杜仲、狗脊、桑寄生、菟丝子、肉苁蓉、枸杞子、山茱萸、鹿茸、人参等。另外，亦可选用药膳或中成药，如地黄乌鸡、桂圆莲子粥、玫瑰花烤羊心等药膳，以及补脑丸、六味地黄丸、安神养心丸等中成药。

（3）运动按摩养生。

脑力劳动者可以通过常做运动、按摩等以达到舒筋活络、调畅气机的目的，从而防止各种骨关节病、心脏病及脑病的发生。

运动养生。跑步，因其有助于改善全身血液循环和内脏的功能，可以保证给予大脑充足的血氧供应，故其不仅是一项全身运动，也是最常被选用的健脑运动项目。乒乓球、网球等球类运动，因可训练大脑信息传导、反馈的速度，故可锻炼大脑反应的敏捷性。研究表明，倒立可以有效地增加脑血流量，迅速消除眼花、耳鸣及脑缺氧状态；倒行可以帮助活动背部的肌肉韧带、调节脊神经的功能，可有效防治脑力劳动者的常见病如颈椎病、腰腿关节病、肩周炎等。因此，脑力劳动者可根据自己的情况进行头部按摩。

头部按摩，可以帮助疏通经络气血，改善头部的血液循环，有效消除大脑的疲劳感。介绍三种具体的按摩方法。①头顶按摩：以双手搓头皮，从前发际到后发际做梳头动作数次。②头侧按摩：用双手拇指按住两边太阳穴，其余四指从头两侧由上至下做直线按揉；再按揉太阳穴，顺时针与逆时针方向各数次。③浴面摩眼：两手搓热后，从上至下，从内至外摩面数次；可同时配合做眼保健操。

十、中医治未病及亚健康干预

治未病是中医理论体系的重要组成部分。由于中医关于"病"的概念，涵盖了西医学的疾病和亚健康状态，因此中医"治未病"中的"病"亦指西医学所言"亚健康"的概念。中医治未病与西医学分级预防疾病的观点异曲同工，非常符合亚健康状态的干预原则与要求，已成为中医干预亚健康的主要手段之一。

（一）中医治未病的概念

"治未病"一词，首见于《黄帝内经》。《素问·四气调神大论》指出："圣人不治已病治未病，不治已乱治未乱。……夫病已成而后药之，乱已成而后治之，譬犹渴而穿井，斗而铸锥，不亦晚乎！"这说明治未病即是预防疾病，并阐明了治未病的重要性。

"治未病"一词与西医学的"预防"一词有相似的含义，是指采取一定的措施，防止疾病的发生和发展。包括未病先防、既病防变两个方面：未病先防，是指在疾病未发生之前，积极做好各种预防工作，以达到防止疾病发生、延年益寿的目的；既病防变，是指疾病已经发生，则争取早期诊断与治疗，防止疾病的发展与传变。

（二）中医治未病的基本内容

1.未病先防

未病先防，是指在未患病之前采用预防的方法从而避免亚健康与疾病的发生，适用于未病的健康人群。包括祛除各种影响健康的因素和主动养生锻炼。影响健康的因素包括外因和内因。外因包括环境和角色要求等；内因包括自身抗病能力、主动和不主动的健康意识等。对于外因，我们要学会适应环境，并通过努力去改善环境，避免疾病的发生；对于内因，我们要增强健康意识，积极行动，通过各种养生保健手段做到未病先防。

2.欲病救萌

欲病救萌，是指当亚健康状态发展到接近疾病的阶段时，要抑制它的萌芽、发生，即治病于初始，避免症状越来越多，适用于亚健康状态的人群。如各种神经精神的轻度失调，表现为焦虑、抑郁、失眠、烦躁、梦魇或咽中如有异物等，若进一步发展就会演变成神经精神类疾病，根据中医辨证论治的指导思想，从郁、痰或痰火论治多能取得较好的效果，从而遏制疾病的发生，使患者趋向健康。

3.既病防变

既病防变，是指当机体已经处于疾病状态时，要及早诊断、及早治疗预防，防止疾病转变殃及其他未病脏腑或危及生命。《难经》曰："见肝之病，则知肝当传之于脾，故先实其脾气，无令得受肝之邪，故曰治未病焉！中工治已病者，见肝之病，不晓相传，但一心治肝，故曰治已病也。"未病早防为上策，已病早治为中策，以败为戒为下策。因此东汉荀悦《申鉴·杂言》曰："先其未然谓之防，发而止之谓之救，行而责之谓之戒。防为上，救次之，戒为下。"

4.病愈防复

病愈防复，是指作为疾病的愈后阶段，虽然与正常健康状态尚有差别，正气尚虚，邪气留恋机体，处于不稳定状态，机体功能还没有完全恢复之时，但与原先疾病状态有所不同，此时要加强生活调摄，巩固治疗，防止疾病复发。如临床上有些患者在感冒愈后一段时间内仍有轻度头痛、乏力、食欲不振、全身不适等症状，对此可运用中医四诊之法，给出证候的定位、定性诊断，采用适宜的中医干预方法。

（三）中医治未病的优势

1.三因制宜

三因制宜是中医学治疗疾病的重要原则，也是干预亚健康的重要原则之一。这一原则体现了中医对亚健康个性化调理的优势，在亚健康的干预中具有重要意义。

（1）因人制宜。

因人制宜，指对亚健康人群病理性体质的辨析和干预。病理性体质为机体阴阳状态失衡，是机体在某些致病因素作用下所产生的阴阳偏盛偏衰或气血亏损失和，或形成某些病理性产物，如痰湿、瘀血等，从而导致机体对某些疾病有趋向性或易感性。调理病理性体质是亚健康干预的关键。优化改善病理性体质，有助于阻断亚健康状态发展到疾病状态。亚健康人群所呈现的病理性体质，中医养生实践中可依据气血阴阳的偏胜偏衰，分为阳虚、阴虚、气虚、血虚及阳盛、痰湿、气郁、血瘀、湿热等体质进行调理。

（2）因时制宜。

因时制宜，指根据季节、月令、昼夜等不同的特点，对亚健康人群提出适宜的养生调理方法。人体顺应四时则可安然无恙，若违背自然，寒温不适，燥湿不调，则有碍脏腑功能，适应能力下降，易形成"亚健康"状态。中医在干预人体亚健康过程中，十分重视季节气候因素对人体的影响作用，必须考虑人体与季节气候阴阳的逆从关系，根据不同季节气候的特点，来制定适宜的治疗原则。

（3）因地制宜。

因地制宜，指根据不同地域气候、地理环境、生活习惯和经济生活的特点，对亚健康人群提出适宜的干预方法。东南沿海的居民，环境温热潮湿，易形成痰湿或湿热病理体质，亚健康干预应注重清热、利湿、化痰。西北居民处于高寒干燥环境，腠理致密，易形成寒燥病理体质，亚健康干预应注重滋阴去燥，温阳驱寒。

2.形神同治

形神统一的生命观是中医理论体系的基本观点。中医学认为，生命活动的根本特征是"形与神俱""形神合一"。神不能离开形体而存在，形亦离不开神，神既是生命活动内在的主宰，又是生命活动外在的表现。神必须依附于形才能完成其主宰生命的功能，形只有在神的统御下方能进行生命活动并产生生命现象。心理障碍是亚健康状态的重要原因，也是形神学说中形与神相互依存、相互作用的体现。因此，中医干预亚健康状态必须坚持"形神同治"的原则，既要改善人们的机体状态，又要关注人们的心理情感，将其心理行为症状纳入辨证体系，并在治疗过程中有针对性地引入中医传统的"以情胜情法""移情易性法"，以加强心理疏导，达到身心同调、形神同治的效果。

3.个体调理

中医学认为体质是个体在其生长发育过程中形成的形体结构与功能方面的稳定的特殊性，在一定程度上反映了机体功能方面的特殊性和阴阳气血盛衰的禀赋特点。体质的不同决定了个体对致病因素趋向性、易感性的差异，同时决定了患病后证候类型的不同。亚健康处于生理体质与病理体质的临界状态。体质因素主导着亚健康状态的转化，影响着亚健康的性质、转归、预后。不同体质类型与亚健康进一步发展为某一疾病具有一定的趋同性，即不同体质类型与亚健康发展成的疾病高度相关。因此，要想预防亚健康的发生，并防止其向某一种疾病转化，必须根据每个人的体质特征以及周围环境对个体的影响等因素，对机体内气血阴阳的偏颇进行调整，对病理体质状态进行调理、优化。改善体质的病理表现是预防亚健康的最佳方案。

（四）中医治未病的方法

1.辨证调摄

（1）肝气郁结证。

肝气郁结证是由于肝的疏泄功能异常，导致气机郁滞所表现的证候。临床上主要表现为胸胁满闷，喜太息，周身窜痛不适，时发时止，情绪低落和/或急躁易怒，咽部有异物感，月经不调，痛经，舌苔薄白，脉弦。

（2）肝郁脾虚证。

肝郁脾虚证是肝郁乘脾、脾失健运所表现的证候。临床上主要表现为胸胁满闷，喜太息，周身窜痛不适，时发时止，情绪低落和/或急躁易怒，咽部有异物感，周身倦怠，神疲乏力，食欲不振，脘腹胀满，便溏不爽，或大便秘结，舌淡红或黯，苔白或腻，脉弦细或弦缓。

（3）心脾两虚证。

心脾两虚证是指心血虚证与脾气虚证同时出现的证候。临床上主要表现为心悸胸闷，气短乏力，自汗，头晕头昏，失眠多梦，食欲不振，脘腹胀满，便溏，舌淡苔白，脉细或弱。

（4）肝肾阴虚证。

肝肾阴虚证是指肝肾两脏阴液亏虚，虚热内扰所表现的证候。临床上主要表现为腰膝酸软，疲乏无力，眩晕耳鸣，失眠多梦，烘热汗出，潮热盗汗，月经不调，遗精早泄，舌红少苔，或有裂纹，脉细数。

（5）肺脾气虚证。

肺脾气虚证是指由于脾肺两脏气虚，功能减退所表现的证候。临床上主要表现为胸闷气短，疲乏无力，自汗畏风，易于感冒，食欲不振，腹胀便溏，舌淡苔白，脉细或弱。

（6）脾虚湿阻证。

脾虚湿阻证是指脾气虚弱，脾失健运，湿浊内阻所表现的证候。临床上主要表现为神疲乏力，四肢困重，困倦多寐，食欲不振，腹胀便溏，面色萎黄或苍白，舌淡苔白腻，脉沉细或缓。

（7）肝郁化火证。

肝郁化火证是指肝气郁滞，气郁化火而肝经火盛，气火上逆的证候。临床上主要表现为头胀头痛，眩晕耳鸣，胸胁胀满，口苦咽干，失眠多梦，急躁易怒，舌红苔黄，脉弦数。

（8）痰热内扰证。

痰热内扰证是指痰火内盛，扰乱心神，以神志症状为主的证候。临床上主要表现为心悸心烦，焦虑不安，失眠多梦，便秘，舌红苔黄腻，脉滑数。

2.药物疗法

（1）肝气郁结证。

[治法] 疏肝解郁。

[方药] 柴胡疏肝散（柴胡、白芍、香附、川芎、枳

壳、甘草）。

（2）肝郁脾虚证。

[治法] 疏肝健脾。

[方药] 逍遥散（柴胡、白芍、当归、白术、茯苓、薄荷、煨姜、甘草）。

（3）心脾两虚证。

[治法] 健脾养心。

[方药] 归脾汤（黄芪、党参、白术、茯苓、酸枣仁、远志、龙眼肉、木香、甘草）。

（4）肝肾阴虚证。

[治法] 滋补肝肾。

[方药] 六味地黄丸（熟地黄、山药、山茱萸、牡丹皮、泽泻、茯苓）。

（5）肺脾气虚证。

[治法] 补益肺脾。

[方药] 玉屏风散（黄芪、白术、防风）。

（6）脾虚湿阻证。

[治法] 健脾渗湿。

[方药] 参苓白术散（党参、白术、茯苓、白扁豆、薏苡仁、山药、莲子、桔梗、砂仁、甘草）。

（7）肝郁化火证。

[治法] 疏肝清热。

[方药] 丹栀逍遥散（牡丹皮、栀子、柴胡、白芍、当归、白术、茯苓、薄荷、煨姜、甘草）。

（8）痰热内扰证。

[治法] 清热化痰。

[方药] 黄连温胆汤（黄连、竹茹、半夏、茯苓、枳实、陈皮、甘草）。

3.其他疗法

亚健康状态的症状集中表现在躯体、心理和社交等方面，是政治、经济、社会、文化等诸多因素对人体不良刺激所造成的。因此，单纯的药物干预效果未必明显。现代研究认为，亚健康状态的治疗应多种方法结合，综合干预是最终策略，非药疗法是重要的干预手段。

（1）营养食疗。

中医营养食疗是在中医理论的指导下，根据食物的性味、归经、功能，作用于不同脏腑，对身体起着调理和治疗作用来防治疾病，维护健康，是中医学的重要组成部分。中医学历来重视饮食对健康的影响。《素问·脏气法时论》曰："毒药攻邪，五谷为养，五果为助，五畜为益，五菜为充，气味合而服之，以补精益气。"唐代孙思邈在《千金要方》中也指出："夫为医者，当须先洞晓病源，知其所犯，以食治之，食疗不愈，然后命药。"合理的营养食疗具有调节脏腑功能、祛除病邪、滋补强身、养颜美容、延年益寿的作用。食疗简便易行，不良反应小，易为人们所接受，是干预亚健康的常用方法。

（2）针灸治疗。

针灸通过刺激经络和腧穴，调节机体脏腑、气血、经络的阴阳平衡，泻其有余、补其不足，使机体趋于"阴平阳秘，精神乃治"的健康状态，从而恢复自我调节功能。目前，针灸治疗已成为中医干预亚健康的一种特色且有效的方法。

（3）推拿治疗。

推拿疗法的优势在于既没有药物的毒副作用，也没有针灸对机体组织的损伤作用，在治疗过程中给人以舒适的感觉，能通过激发人体经络系统，实现祛邪扶正、平衡阴阳、调节脏腑气血的目的，从而使身体正常活动得以恢复和维持，将身体各脏腑组织器官的功能调节到或接近最佳状态，并有效地缓解症状，促使体力和脑力的恢复与协调发展，且最适合亚健康人群的养生保健。

（4）精神调摄。

中医理论认为，健康是人与自然、人与社会、自身形体与神志之间的动态平衡，而亚健康和疾病则是人体的阴阳失衡。中医学强调"形神合一"，重视精神因素在疾病发生、发展、预后等各方面所起的作用，相应地就产生了具有中医特色的精神调摄疗法。

①情志相胜法。中医学将情志活动归为五志，五志之间具有相克相胜的规律，即悲胜怒、怒胜思、思胜恐、恐胜喜、喜胜悲。根据情志与五行之间的配属，用一种情志有效地抵消或制约原有的过盛之情志，从而治愈疾病，就是情志相胜法。元代张子和指出："悲可以治怒，以怆恻苦楚之言感之；喜可以治悲，以谑浪亵狎之言娱之；恐可以治喜，以恐惧死亡之言怖之；怒可以治思，以污辱欺罔之言触之；思可以治恐，以虑彼志此之言夺之。"此类方法在运用时须灵活掌握，并把握好情志刺激的度，方可取得良好疗效。

②移精变气法。该法是医生运用各种方法来转移患者的精神意念活动，借以调理和纠正其气机紊乱等病理状态，促使疾病得以康复的一种心理疗法。该疗法是在"形神合一"理论的指导下，通过"治神以动其形"而达到治疗目的。具体又可分为精神转移法和情志导引法两类。精神转移法即将患者的精神意念活动从疾病及其内心思虑的焦点转移或分散至其他方面，以缓解或消除这些精神意念的恶性刺激所引起的病理改变，促使疾病趋向康复。情志导引法主要是通过医生指导患者进行呼吸吐纳锻炼，或配合一些动作来引导、控制其精神意念活动，从而达到移精变气的治疗目的。

③顺情从欲法。该法是指顺从患者的某些意愿，满足其一定的心身需求，以释却致病心因的一种心理治疗方法。人的情绪变化则取决于需要的满足与否，若客观事物能满足其需要，则产生肯定的情绪体验；否则，会产生否定的情绪体验，而否定的情绪体验往往通过对人体神经、内分泌、免疫系统的影响而导致疾病。所以，对欲望得不到满足而导致的疾病，往往需要从其愿顺其情，使患者怡然喜悦，心情舒畅，才能解除病情。本疗法有较普遍的适用性，对那些因外界条件所限，或个人过分压抑、胆怯、内向而愿望难遂、积日成疾的患者尤为适宜。

④激情刺激疗法。该法指激发强烈、短暂的情绪以使患者处于激情或应激状态，借其势来治疗疾病的方法。是医生有意识地诱发患者强烈而短暂的情绪，以达到治病的目的。人的情志变化，尤其是在激情和应激的情况下可引起生理、病理的突然改变，如果掌握适当，应用到治疗上，可收到立竿见影的疗效，但难度较大。归纳历代医案有惊恐应激法、愤怒应激法、羞辱应激法等。

⑤吐纳导引。生命在于运动，运动是人类生命活动过程中的一种重要形式。吐纳导引是基于中医理论的一种运动疗法，"导"指宣导气血，"引"即伸展肢体，"导引"就是宣导气血、伸展肢体，用以防治疾病，维护健康。其最大的特点是"形、意、气"三者相结合，即运动肢体身躯以练形，锻炼呼吸以练气，并以意导气行。传统的中医导引方法形式多样，有体操、五禽戏、太极拳、球类、跑步、武术等。运动贵在坚持，重在适度，正确的态度是持之以恒，不必强求，因人而异，灵活掌握。